# FUNDAMENTOS EM ANTROPOSOFIA E DICAS PARA A SAÚDE E MEMÓRIA

Editora Appris Ltda.
1.ª Edição - Copyright© 2021 dos autores
Direitos de Edição Reservados à Editora Appris Ltda.

Nenhuma parte desta obra poderá ser utilizada indevidamente, sem estar de acordo com a Lei n°
9.610/98. Se incorreções forem encontradas, serão de exclusiva responsabilidade de seus organi-
zadores. Foi realizado o Depósito Legal na Fundação Biblioteca Nacional, de acordo com as Leis n°s
10.994, de 14/12/2004, e 12.192, de 14/01/2010.

Catalogação na Fonte
Elaborado por: Josefina A. S. Guedes
Bibliotecária CRB 9/870

| | |
|---|---|
| T882f<br>2021 | Tse, Linda<br>Fundamentos em antroposofia e dicas para a saúde e memória /<br>Linda Tse. - 1. ed. - Curitiba: Appris, 2021.<br>183 p. ; 23 cm.<br><br>Inclui bibliografia.<br>ISBN 978-65-5820-456-5<br><br>1. Antroposofia. 2. Saúde. 3. Memória. I. Título.<br><br>CDD – 299.935 |

Livro de acordo com a normalização técnica da ABNT

Appris
editora

Editora e Livraria Appris Ltda.
Av. Manoel Ribas, 2265 – Mercês
Curitiba/PR – CEP: 80810-002
Tel. (41) 3156 - 4731
www.editoraappris.com.br

Printed in Brazil
Impresso no Brasil

Linda Tse

# FUNDAMENTOS EM ANTROPOSOFIA E DICAS PARA A SAÚDE E MEMÓRIA

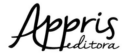

## FICHA TÉCNICA

**EDITORIAL**
Augusto V. de A. Coelho
Marli Caetano
Sara C. de Andrade Coelho

**COMITÊ EDITORIAL**
Andréa Barbosa Gouveia (UFPR)
Jacques de Lima Ferreira (UP)
Marilda Aparecida Behrens (PUCPR)
Ana El Achkar (UNIVERSO/RJ)
Conrado Moreira Mendes (PUC-MG)
Eliete Correia dos Santos (UEPB)
Fabiano Santos (UERJ/IESP)
Francinete Fernandes de Sousa (UEPB)
Francisco Carlos Duarte (PUCPR)
Francisco de Assis (Fiam-Faam, SP, Brasil)
Juliana Reichert Assunção Tonelli (UEL)
Maria Aparecida Barbosa (USP)
Maria Helena Zamora (PUC-Rio)
Maria Margarida de Andrade (Umack)
Roque Ismael da Costa Güllich (UFFS)
Toni Reis (UFPR)
Valdomiro de Oliveira (UFPR)
Valério Brusamolin (IFPR)

**ASSESSORIA EDITORIAL**
Evelin Louise Kolb

**REVISÃO**
José Bernardo dos Santos Jr.

**PRODUÇÃO EDITORIAL**
Gabrielli Masi

**DIAGRAMAÇÃO**
Andrezza Libel

**CAPA**
Sheila Alves

**COMUNICAÇÃO**
Carlos Eduardo Pereira
Débora Nazário
Kananda Ferreira
Karla Pipolo Olegário

**LIVRARIAS E EVENTOS**
Estevão Misael

**GERÊNCIA DE FINANÇAS**
Selma Maria Fernandes do Valle

# AGRADECIMENTOS

Aos colegas dos cursos de Canto e Cantoterapia fundamentada na Escola do Desvendar da Voz, porque foi pensando em vocês que escrevi o trabalho. Não o passei mais adiante porque queria acrescentar algumas coisas.

Aos docentes dos cursos de Canto e Cantoterapia da Pós-Graduação da Faculdade Rudolph Steiner, de São Paulo, e da Associação Sagres, de Florianópolis, pelos ensinamentos, pelas vivências, pela experiência compartilhada, pela dedicação.

Ao professor Marcelo Petraglia, diretor da Faculdade Rudolph Steiner, por seu apoio, sua presença, seu estímulo, sua simpatia, seu hino ao arcanjo Micael, seu livro.

À Erica de Souza, médica que deu aula sobre Os Quatro Órgãos no curso de Canto da Sagres, em Florianópolis. Convidou-me para visitar o seu espaço, em São Paulo. Quando cheguei, entreguei-lhe uma cópia do meu manuscrito. A primeira coisa que ela perguntou foi: o que pretendes com este trabalho? Respondi que gostaria que se transformasse em livro. Foi a primeira vez que externei isso para alguém, nem para mim eu o tinha feito. Isso foi pouco antes do Natal. Em pouco tempo, recebi e-mail da Editora Appris perguntando se eu tinha texto que pudesse ser publicado como livro. Enviei cópia no mesmo dia, quando estava em Porto Alegre. Novamente em São Paulo, em um período menor do que o previsto, recebi a Carta de Aceite, aprovando o texto para publicação. O poder da palavra, da clareza, do foco, da objetividade, da intenção.

Ao Dr. Derblai Sebben, que me atendeu em reconsulta, enquanto estive em São Paulo, e a quem eu já conhecia de cursos de tempos anteriores. Também lhe entreguei uma cópia do trabalho. Menciono-o várias vezes. Um elo que se recupera.

À professora Maria Inês Nigro, docente do curso de Cantoterapia, mais propriamente de Lira, que me recebeu no seu espaço enquanto estive lá, e me fez compartilhar do seu trabalho com os pacientes especiais. Foram vários encontros, incluindo um de intermódulo, com duas colegas. Uma vivência muito rica. Valeu!

A todos os autores a quem consultei. Uma ajuda inestimável.

A Gissé Klatt, psicóloga e ex-colega, pelo apoio por anos, e pelo quase prefácio.

À Maria Paulina, pelas aulas e por agregar um grupo para estudarmos os ensinamentos dos Mestres Ascensos. Também aos participantes do grupo.

A Alexandre Alles, que me dá aulas de Piano Popular e, embora não tivesse participação direta em relação a este trabalho, é quem me dá uma leveza, um estímulo para me aprimorar, uma alegria em tocar, uma satisfação em estar aprendendo. Já me ajudou em músicas que apresentei nos saraus dos dois cursos.

A João Gabriel e Isaac, que têm me ajudado em assuntos de informática.

À Editora Appris, pela oportunidade e pelo apoio dos seus agentes.

# APRESENTAÇÃO

Antroposofia: Ciência Espiritual. *"Antropós"*: ser humano, *"Sophia"*: sabedoria. Rudolf Steiner, nascido em 27 de fevereiro de 1861, na cidade que então pertencia ao antigo império Austro-Húngaro, com nome de Donji Kraljevec, hoje parte da Croácia, elabora as bases filosóficas da Antroposofia. Nesta, apresenta-nos uma ampliação do conhecimento do mundo e do ser humano. Junto a Ita Wegman, médica, iniciaram a Medicina Antroposófica; primeiro na Suíça, depois na Alemanha, em 1920.

> A meta constante de Rudolf Steiner era renovar a antiga essência dos mistérios e fazê-la fluir para a medicina; pois desde tempos remotos essa essência dos mistérios esteve em estreita relação com a arte médica, e a conquista de conhecimentos espirituais estava relacionada com o curar (WEGMAN, Primeira edição: 1979, segunda edição: 2001, p.7).

Dos conhecimentos elaborados por Steiner temos a trimembração, ou a visão do corpo humano em três partes: o polo superior, configurativo, endurecedor, esclerosante, o sistema neurossensorial; o polo inferior, dissolvente, inflamatório, transformador, o sistema metabólico-sexual-locomotor; e o meio, equilibrador, curativo, mercurial, o sistema rítmico. Isso tem implicações na forma de ser do ser humano e em suas doenças. A maioria das doenças apresentadas pelo ser humano, de 42 anos para cima, ocorre pela ênfase das tendências do polo superior.

Vai surgir neste trabalho a questão polêmica de o coração ser visto como uma bomba, à semelhança de uma bomba hidráulica, enquanto a Antroposofia o considera como o órgão anímico-espiritual, o centro do organismo e o ponto de união do nosso microcosmo com o macrocosmo, **mas não o gerador do movimento da circulação.** Essa conclusão já foi constatada pela medicina acadêmica, por meio das pesquisas da Mayo Clinic em Sottsdale, Arizona, em fevereiro de 2007. É apresentado o artigo do Dr. Mario Rigatto, "Os seis corações", e suas ilações fisiopatológicas.

A Antroposofia lida com quatro corpos humanos. Além do corpo físico, considera o corpo etérico, o corpo astral, e o Eu e a organização do Eu. Relacionados a estes, os quatro temperamentos. O quinto temperamento foi comentado e analisado por Collot d'Herbois.

Temos as Dicas para a Saúde apresentadas por Rudolf Steiner e outros. Dele, exercícios para a memória. Mencionadas a atenção, a devoção, a intenção, a constância, a repetição. Para Rudolf Steiner, a atitude de amor, reverência e devoção são um pré-requisito na relação médico-paciente e para quem se dedica à pesquisa. Menciona um autor, um psicoterapeuta, que coloca o que realmente interessa nos pacientes com câncer. Há conhecimentos da espiritualidade. E dados de Saint Germain sobre nossas atitudes, e a conquista da nossa liberdade financeira. A função respiratória é um preditor do tempo da nossa vida. Sobre a gratidão, o perdão. Há 28 dicas. Finalmente salutogênese, com textos bíblicos. Os desenhos e as pinturas da autora podem ajudar a ilustrar os dados.

*Linda Tse*

# SUMÁRIO

INTRODUÇÃO ..................................................... 11

TRIMEMBRAÇÃO EM SENTIDO GERAL ......................... 15

TRIMEMBRAÇÃO E QUADRIMEMBRAÇÃO ..................... 19

TRIMEMBRAÇÃO HUMANA .................................... 21

QUADRIMEMBRAÇÃO OU NOSSOS QUATRO CORPOS .............. 87

OS QUATRO TEMPERAMENTOS E SUA RELAÇÃO COM A
TRIMEMBRAÇÃO E OS QUATRO CORPOS ........................ 109

VISÃO CONJUNTA DA TRIMEMBRAÇÃO E QUADRIMEMBRAÇÃO .. 119

DICAS PARA A SAÚDE E MEMÓRIA ............................ 133

SALUTOGÊNESE, COM TEXTOS BÍBLICOS ..................... 163

REFERÊNCIAS ................................................. 169

*POST SCRIPTUM* .............................................. 173

ANEXO
A CONSTITUIÇÃO DO SER HUMANO EM SETE CORPOS ........... 175

DADOS CURRICULARES ....................................... 179

# INTRODUÇÃO

Novamente escrevo um texto em função das aulas de conteúdo médico ministradas, dessa vez, no terceiro módulo do Curso de Formação em Canto e Cantoterapia pela Escola Raphael, fundamentado na Escola Desvendar da Voz, turma III, em junho de 2018, organizado pela Associação Sagres, em Florianópolis.

Este texto já estava pronto. Fazia parte da minha monografia: "Doenças Prevalentes em Pacientes de Uma Unidade Básica de Saúde de Porto Alegre, de 40 a 69 anos de idade, Uma Visão Médico-Antroposófica, a partir da Biografia Humana", trabalho de conclusão do curso de Medicina Antroposófica, regional sul (Santa Catarina e Rio Grande do Sul). Para facilitar a compreensão de quem não era da área, tinha incluído dados básicos de Antroposofia.

Reorganizei esse material, com a finalidade de oferecer aos colegas material didático e ao mesmo tempo fazer a minha própria revisão. É possível que eu acrescente algum dado de bibliografia posterior à que usei. Os colegas podem se basear nesse trabalho e complementar com o que foi visto nas aulas da Dr.ª Anne Jaqueline Braga. Ou o contrário.

Há ilustrações neste trabalho, desenhos e pinturas que fiz durante meu curso de Terapia Artística (2003 a 2009) e do curso de Collot d'Herbois, de período posterior, parte apenas, para enriquecer ou ilustrar o conteúdo abordado; uma aproximação, uma tentativa, um pretexto.

Então, os assuntos deste trabalho são: a trimembração, a quadrimembração ou Os Quatro Corpos, segundo orientação de Rudolf Steiner, Os Quatro Temperamentos e sua relação com a trimembração e Os Quatro Corpos. Visão Conjunta da trimembração e da quadrimembração, para facilitar o diagnóstico e a programação para o tratamento. Dicas para a Saúde e Memória que normalmente não entram em textos acadêmicos de Medicina, incluindo algumas do Rudolf Steiner. Presente ainda Salutogênese, com utilização de Textos Bíblicos; provavelmente vou incluir mais alguns. Entrou-se um quinto temperamento.

Espero que os colegas possam aproveitar e que este texto seja uma contribuição.

Acrescento dados do meu currículo, uma vez que falo, neste trabalho, de coisas da Medicina, da Música e da Espiritualidade. Claro que com isso me exponho.

Há referências anteriores que não consegui mais localizar para colocar as páginas. Onde não tem aspas, é porque modifiquei as frases ou elas são minhas. Ou é tradução.

Há frases que são expressões minhas, que coloco em itálico. Não em todas.

Acrescento um anexo, que é sobre a Constituição do Ser Humano em SETE CORPOS, conforme a Teosofia (origem da Antroposofia) e outras áreas milenares, onde aparece a parte do corpo mental na divisão dos corpos. No livro em que me baseei – Kaballah, por Felippe Cocuzza –, é mencionado também o Brasil como país predestinado, ainda encoberto como é necessário, mas que terá o seu papel de extraordinária relevância perante o mundo, em termos humanísticos e outros. Destaca-se ainda a qualidade, a riqueza e a sonoridade de sua língua. No final, há algumas palavras de um *post scriptum*.

# TRIMEMBRAÇÃO EM SENTIDO GERAL[1]

## Introdução

Dos manuais de alquimia da Antiguidade, temos a tríade Sal-Mercúrio-Sulphur. O Sal significando aquilo que coagula e endurece, Sulphur, ou Enxofre, aquilo que dissolve, e o Mercúrio o fator que equilibra as duas tendências opostas. Essa é uma polaridade arquetípica: o binário contração-expansão, e um terceiro elemento que atua como mediador, fazendo surgir o ternário arquetípico (baseado em Moraes, 2005, p. 54).

Na Natureza, nas Culturas, temos outros exemplos desse tríplice movimento.

O ser humano é constituído de corpo, alma, espírito.

A natureza do Cosmos é constituída do mundo físico, mundo anímico e mundo espiritual.

O corpo do Ser Humano é formado por cabeça, tórax e abdômen-membros.

A alma do Ser Humano pode ser lida como Pensar, Sentir, Querer (Steiner).

Entre Áhriman e Lúcifer, temos o Cristo.

Na cultura védica indiana temos o ternário Shiva, Vishnu e Brahman.

No culto dos antigos egípcios encontramos Ísis, Osíris e Hórus.

Agora, aquilo que é considerado Sal também pode ser Sulphur e aquilo que é Sulphur pode ser Sal, conforme como se considera a questão (baseado em Moraes, 2005, p. 55).

O corpo é Sal se você o considerar como matéria, mas sendo ele inconsciente (*parte metabólica por exemplo*) em relação ao espírito, passa a ser Sulphur. O espírito também pode mudar de posição (baseado em Moraes, 2005, p. 55).

Na tríade espírito-alma-corpo, "somente a alma, na sua posição intermediária, será sempre Mercurial" (Moraes, 2005, p. 55).

A questão, então, é dinâmica e não fixa.

A alma, como intermediária entre corpo e espírito, tem características de ambos. Compartilha, em alguma porção, da naturalidade biológica

---

[1] Texto baseado em Moraes, 2005.

com a terra, mas também da espiritualidade com o espírito (baseado em Moraes, 2005, p. 55).

A alma transmite as influências espirituais ao corpo e as influências corporais ao espírito. Cria-se uma unidade, onde a alma atua como elemento unificador dos opostos (baseado em Moraes, p. 55).

## Alma e Espírito são categorias distintas dentro da Configuração Humana.

Um outro termo para Espírito é *"Pneuma"*, palavra que vem do grego. Nos Evangelhos, foi traduzido para o latim, passando a ser *"Spiritus"*. Alma, em grego, é *"Psique"*.

O termo latino *"Anima"* deu origem a alma, animal e animação.

"Um animal seria qualquer ser dotado de alma" (Moraes, 2005, p. 55).

"O ser humano tem uma alma e, portanto, também uma natureza passional animal, animada" (Moraes, 2005, p. 55).

Mas o sopro divino, o *"Pneuma"*, é uma atribuição exclusiva do ser humano; e lhe permite o dom da autoconsciência (baseado em Moraes, p. 55-56).

A palavra *"Pneuma"* (Espírito) deu origem ao termo Pulmão, em português, talvez porque o sopro divino tenha entrado no organismo por aí. "Então formou o Senhor Deus ao homem do pó da terra, e lhe soprou nas narinas o fôlego de vida e o homem passou a ser alma vivente" (Gênesis 2:7).

"O Espírito evoca a ideia de uma consciência específica, de um ser que se percebe a si próprio" (Moraes, 2005).

"A noção de Alma refere-se mais a um ser que tem inteligência, sensações, afetos e reações animadas em resposta aos estímulos" (Moraes, 2005, p. 56).

Espírito e alma são categorias distintas, embora imbricadas (baseado em Moraes, 2005).

O corpo também é conhecido como *"Soma"*, palavra em grego.

Nas origens da civilização ocidental cristã, éramos o ternário *"Pneuma, Psique, Soma"*.

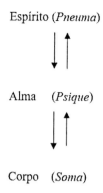

Em 870, século IX, no Concílio de Constantinopla, as noções de espírito e alma foram fundidas. A própria Igreja não entendia bem a questão. O que era ternário passou a ser binário. Como tal, sustenta-se uma polaridade irreconciliável que influi em todo pensamento ocidental, na filosofia, nas ciências e na religião (baseado em Moraes, 2005, p. 56).

Descartes contribui para isso. A partir do século XVI, o Ocidente passa a pensar a entidade humana como uma dualidade alma e corpo. O homem foi reduzido a uma dinâmica somato-psíquica (baseado em Moraes, p. 56).

O materialismo emerge a partir do século XVII quando a alquimia é substituída pela química. A Matéria é vista como o mais real, o mais importante, o Espírito é eliminado, e a Alma passa a ser o resultado da química das substâncias, ou da química cerebral (baseado em Moraes, 2005, p. 56).

No século XVIII, retorna-se à noção do intermediário mercurial, e com isso à visão de um ternário (baseado em Moraes, 2005, p. 56).

Rudolf Steiner compreendeu a importância dessa noção, e reelabora a visão trimembrada na construção das bases da Antroposofia (baseado em Moraes, 2005, p. 56).

Nota:bAlquimia significa autotransformação, o tipo de mudança essencial para o crescimento espiritual (baseado em uma autoridade em asssuntos espirituais).

## Considerações sobre Espírito, Alma, Corpo, e suas inter-relações[2]

Na unidade espírito-corpo, o corpo biológico torna-se um corpo espiritualizado dotado de consciência pela mediação da Alma, e o Espírito torna-se também corpóreo por meio da Alma. Nessa unidade, o Espírito se manifesta com e por meio da matéria. Essa qualidade é descrita como *Imanência do Espírito*, isto é, aquilo que é permanente, inseparável do objeto.

No Ocidente judaico-cristão, a noção predominante não é essa, e sim a de *Transcendência do Espírito*, ou seja, o espiritual e o material são opostos distintos e separados. Essa é a ideia da Igreja: "Deus e o Mundo", de Descartes e de Newton: "o espírito ou a alma (entidades confundidas numa só) e a matéria" (Moraes, 2005).

O filósofo René Descartes, no século XVI, chamava o espírito, ou alma, de "coisa pensante" (*res cogitans*) e o corpo de "coisa extensa" (*res extensa*). Quando fazia isso, provocava uma divisão, uma cisão que vigorou até hoje no Ocidente, daí que se fala em processos psicossomáticos, entendendo-se "*Psique*" como algo distinto e totalmente separável de "*Soma*" (baseado em Moraes, 2005).

A mente ocidental racional sempre teve dificuldades em imaginar como algo tão sutil como o Espírito pode se misturar e participar de algo tão substancial e pesado como a Matéria. A solução que permite unir ambos, ou realizar a **Imanência**, é por meio da atuação da Alma.

### Mais tríades ou outras polaridades[3]

Há outra polaridade em relação ao que se está tratando, a da Cultura, como Espírito, e Natureza, como Corpo. A Cultura é incorporada pelos homens em seus corpos (Natureza). O próprio Homem é que realiza o meio, e é o palco das interações. Nele, a Cultura e a Natureza se imbricam.

Outra tríade possível, que vem de noções da Idade Medieval e da Renascença, de que o ser humano situa-se entre as bestas e os anjos: angelical, humano, animalesco.

---

[2] Baseado em Moraes, 2005, p. 55-56.
[3] Baseado em Moraes, 2005.

## De onde vem a expressão corpo astral?

Os alquimistas denominavam pelo termo 'corpo astral' à essência animal do ser humano; compreendiam que os "astros", ou seja, os arquétipos que constroem as formas vivas no Cosmo são formadores dos animais e da animalidade humana. Rudolf Steiner manteve essa denominação. Os antigos sabiam que é da essência animal do homem que provêm as raízes da doença (Moraes, 2005).

## Inter-relação espírito, alma e corpo na visão antroposófica[4]

A Antroposofia parte do princípio de que o ser humano não é apenas uma construção biológica e social, se não também um ser dotado de uma essencialidade espiritual. Deve-se enfatizar que por espiritual não se entende uma postura religiosa ou doutrinária, embora a evocação do espírito ou de coisas espirituais possam nos despertar certa religiosidade (baseado em Moraes, 2005).

A fenomenologia antroposófica busca visualizar na fisiologia, morfologia, psicologia e patologia as manifestações do espiritual e anímico humano. O espiritual é a própria essência do indivíduo, sua autoconsciência, e não deve ser confundido com sua posição religiosa. Manifesta-se na morfologia dos ossos, na competência imunológica e na estrutura do DNA. Enquanto a alma do indivíduo, que não é uma entidade abstrata, pode ser lida no

---
[4] Baseado em Moraes 2005, p. 57.

metabolismo, na fisiologia glandular, na pressão arterial e nos processos digestivos e renais (baseado em Moraes, 2005).

**A noção de alma na Antroposofia é trimembrada.**

É também um ternário: pensamento, afetividade e vontade. *Comumente essa tríade é conhecida como pensar, sentir, querer.*

As três atividades anímicas correspondem a três estados de consciência: Acordar, ligado à cabeça, ao cérebro; Sonhar, ligado ao tórax, ao afeto, à fala-gesto; Sono, ligado ao abdômen e aos membros, à motricidade.

**Sumário da trimembração humana:**

Anátomo-funcionalmente, o polo do Acordar, do Pensar, denomina-se na Antroposofia de Sistema Neurossensorial. O polo oposto, do Sono e da Motricidade, denomina-se Sistema Metabólico-Sexual-Motor. O meio, o Sonhar, denomina-se Sistema Rítmico.

Cabeça: Sistema Neurossensorial, Acordar.

Tórax: Sistema Rítmico, Sonhar.

Abdômen-Membros: Sistema Metabólico-Sexual-Motor, Sono.

# TRIMEMBRAÇÃO E QUADRIMEMBRAÇÃO

A medicina antroposófica usa uma visão ampliada em relação à medicina acadêmica. No entendimento e avaliação do ser humano, examina não apenas o corpo físico, mas utiliza sistemas e organizações de três, quatro, sete, doze constituintes. Não é do âmbito deste trabalho abordar todos esses dados. Vamos nos referir à tríplice organização do ser humano e à sua constituição em quatro corpos. Ambos se relacionam entre si em termos de diagnóstico, e a correta compreensão desta questão é importante para entender a base da patologia das doenças. O aprofundamento na utilização tanto da trimembração e, principalmente, da quadrimembração, referindo-se aos quatro corpos, para exame e diagnóstico, em sua minúcia, como se faz na medicina acadêmica em relação ao corpo físico, deverá ser buscado em referências próprias, como no livro do Moraes, Medicina Antroposófica, bastante completo nestes termos.

A trimembração do ser humano, como é estudado na Antroposofia, é uma outra forma de entender o corpo físico. É constituída de três membros: o sistema neurossensorial, o sistema rítmico e o sistema metabólico-reprodutor-motor.

A quadrimembração em relação aos corpos é constituída do corpo físico, corpo etérico ou vital, corpo astral ou anímico, e da organização do Eu.

Relacionando ambos, Moraes, em 2005, escreve assim: a quadrimembração pode ser complexificada pela trimembração.

E o Dr. Kaliks, em 2008: "Essas quatro organizações agrupam-se reciprocamente também em três formas diferentes no organismo humano, surgindo assim uma estrutura funcional e de igual maneira anatômica de constituição tríplice".

Madel Luz e Vivianne Afonso esquematizam da seguinte forma:

a. "O corpo físico e o corpo etérico integram-se na dimensão corporal do homem (CORPO)";

b. "O corpo etérico (vital) e o corpo astral (emocional) se associam na formação da alma (ALMA)";

c. "O corpo astral e o Eu se integram na dimensão espiritual do homem (ESPÍRITO)".

"Assim, quadrimembração e trimembração estão intimamente relacionadas e se apresentam como possibilidades de leitura da complexidade humana" (Luz e Afonso, 2014, p. 91).

Vamos aproveitar ainda das autoras o esquema de algumas outras relações.

Da quadrimembração, relação dos quatros corpos com os órgãos:

Corpo físico – Pulmão

Corpo astral – Rins

Corpo etérico – Fígado

Eu – Coração

E a correspondência dos órgãos vitais – baço, fígado, vesícula biliar, coração, rins, pulmões, órgãos genitais, com os astros: Saturno, Júpiter, Marte, Sol, Vênus, Mercúrio e Lua, respectivamente. Estou colocando aqui para ter a visão do conjunto. Em setembro, 2018, tivemos aula sobre "Qualidades Planetárias". Colocando em coluna:

| | |
|---|---|
| Saturno | Baço |
| Júpiter | Fígado |
| Marte | Vesícula Biliar |
| Sol | Coração |
| Vênus | Rins |
| Mercúrio | Pulmões |
| Lua | Órgãos genitais |

Cabe aqui já mencionar, no entendimento da patologia das doenças, da classificação na medicina antroposófica em doenças esclerosantes e doenças inflamatórias (*endurecimento e dissolução*). Não será apresentado nesse trabalho. Apenas mencionado.

Visão conjunta da trimembração e da quadrimembração para diagnóstico e programação do tratamento mais adiante, depois de "Os Quatro Temperamentos".

# TRIMEMBRAÇÃO HUMANA

SISTEMA NEUROSSENSORIAL
SISTEMA RÍTMICO
SISTEMA METABÓLICO-REPRODUTOR-LOCOMOTOR

**O SISTEMA NEUROSSENSORIAL** está concentrado principalmente na cabeça, representado pelo sistema nervoso e pelos órgãos dos sentidos, que, contudo, também existem em todo o corpo. Tem sentido centrípeto: de fora para dentro; é frio, endurecedor, e está ligado ao pensamento e à consciência. Encontra-se no andar de cima no organismo humano. Na pintura terapêutica, na metodologia Colíot d'Herbois ou Luz, Escuridão e Cores, é relacionado à luz. Tem simetria. É sal. Provoca desgaste. Não se regenera (em princípio, ou o faz com muita dificuldade). É catabólico.

"O tecido nervoso e os órgãos dos sentidos são estruturas quase mortas com uma tendência a se tornarem inorgânicas, quase minerais, e isso permite que essas formações possam captar aquilo que existe lá fora" (Milanese, 2007, p. 29). Exemplos de suas estruturas mineralizadas: cristalino, corpo vítreo. Este sistema capta o que está fora sem interferir no processo; assim funciona como um espelho desvitalizado. Apreende o mundo exterior por meio dos órgãos dos sentidos, e toma consciência daquilo que existe no meio ambiente por meio do cérebro. Também percebe o que se passa no nosso corpo, como sensação de dor, de sede, de fome, de sufocação, de toque, de saciedade. Do meio exterior, o cérebro capta a ideia, o conceito daquilo que os sentidos transmitem. A desvitalização, característica desse sistema, está ligada à consciência (baseado em Milanese, 2007, p. 28).

"A aparente inércia cerebral contrasta com a profusão de pensamentos, impulsos nervosos e neuro-hormonais de toda ordem – conscientes ou inconscientes. Além disso, processos químicos interagem ativamente com o 'psiquismo' na elaboração dos pensamentos. Aqui, além dos sais minerais (mortos), as *substâncias nitrogenadas* participam intensamente da inter-relação psíquico-corporal, como a **serotonina e outras substâncias aminobiógenas**. Até mesmo ácido úrico tem um papel relevante na elaboração do pensamento, como se comentará depois" (Marques, 2013, p. 70). "Isso aponta para um processo de desgaste permanente, de catabolismo, pois após um dia exaustivo é necessário dormir para revitalizar a dinâmica cerebral" (Marques, 2013, p. 70).

Estou antecipando o "depois". "O Dr. Thomas Sydenham, o primeiro a relacionar a gota com o pensar, apontou para essa relação profunda. Isso pode ser confirmado ao se relacionar o ácido úrico com a *cafeína,* com suas moléculas bem semelhantes, evidenciando o caráter estimulante sobre a química do pensar. Ela relaxa a musculatura lisa (dos brônquios) e estimula o SNC e o coração" (Marques, 2013, p. 75).

"Por um caminho dedutivo indireto" (o autor explicou antes o que é isso), observa-se que o anestésico barbitúrico criado por von Bayer (também falou disso antes) é semelhante ao <u>ácido úrico</u> e à cafeína, só que com 2 N (*2 nitrogênios*) (Marques, 2013, p. 75). "Conclusão: já que os 'entorpecentes' competem com os 'receptores cerebrais' do pensar, pois embotam a mente, uma substância similar deve atuar como estimulante ou como substrato do pensar. Essa química é o '<u>ácido úrico</u>'. Por isso a atividade catabolizante cerebral (geradora do pensamento) desgasta o sistema nervoso, necessitando-se do sono para recuperar o desgaste psíquico do dia" (Marques, 2013, p. 75,grifo meu).*Eu já tive dosagem de ácido úrico alto mais de uma vez. Será que o meu estado de sono provoca sua secreção, compensatoriamente, como estimulante?*

<u>Explicando melhor o espelhamento</u>: "A ectoderme, que é a formação mais periférica do embrião, dá origem à pele e ao sistema nervoso. Os órgãos dos sentidos provenientes dessa parte mais exterior e menos vital do embrião captam o meio ambiente externo através da percepção. Para que isso possa ser realizado é necessário que esses órgãos possam desempenhar um papel de ESPELHO capaz de refletir tudo aquilo que se passa no meio ambiente. Como espelho, os órgãos de percepção não deverão interferir naquilo que é percebido" (Milanese, 2007, p. 29).

"Para o olho poder enxergar é necessário que ele seja totalmente transparente à luz. Como todos os órgãos dos sentidos, o olho possui uma vitalidade muito baixa e uma tendência a formar estruturas quase minerais e mortas como o cristalino e o corpo vítreo" (Milanese, 2007, p. 29).

*O autor não entra em detalhes sobre a estrutura e o funcionamento dos órgãos dos sentidos, mas prossegue no exame da percepção.*

"A PERCEPÇÃO de um lápis é realizada pelos órgãos que nos transmitem uma forma cilíndrica terminada num cone. Cada parte desse objeto tem uma determinada cor. Esse lápis possui um peso, geralmente tem algo escrito, mas o fato é o seguinte: meus SENTIDOS percebem as REPRESENTAÇÕES, mas não monta todas essas representações em uma unidade chamada LÁPIS". Quem faz isso? "Os órgãos dos sentidos permitem que possamos perceber aquilo que está diante de nós ou em nós. Ao percebermos algo através dos vários sentidos iremos obter uma série de REPRESEN-TAÇÕES. Como colocar ordem nesse caos de representações desordenadas e reconhecer a totalidade formada por essa série de representações?" (Milanese, 2007, p. 29).

"Os sentidos percebem as representações sem tomar parte do processo. Todas essas percepções são enviadas ao cérebro. Como cérebro processa todas essas informações? Como ocorre o Pensar?" (Milanese, 2007, p. 29).

"Se admitirmos que o cérebro produz pensamentos através de um engenhoso sistema vinculado às substâncias estaríamos atribuindo ao cérebro uma característica metabólica, e ele seria uma glândula que elabora substâncias ligadas ao pensamento, ou um órgão metabólico que utiliza determinados impulsos na formação de estruturas químicas como ácidos nucleicos que teriam relação com o raciocínio e com a memória" (Milanese, 2007, p. 29).

"Sabemos que a refinadíssima estrutura do cérebro é formada por tecidos nervosos totalmente desvitalizados. Durante a vigília as células nervosas do cérebro não realizam trocas metabólicas. O metabolismo só ocorre durante o sono, ou seja, a consciência está ligada à morte e ao catabolismo e o sono à inconsciência e à regeneração" (Milanese, 2007, p. 29).

"Da mesma maneira que os sentidos captam aquilo que existe lá fora sem interferir no processo, o cérebro como órgão superior dos sentidos capta as ideias, o conceito sem nenhuma interferência, sem colocar algo de si nessa 'percepção superior' denominada pensar" (Milanese, 2007, p. 29, com acréscimo de uma vírgula). Revisando:

"Os órgãos dos sentidos captam as representações".

"O cérebro, recebendo as informações dos órgãos de percepção, percebe aquilo que está sendo observado. A IDÉIA, o CONCEITO da coisa está na coisa e não na nossa cabeça, ou seja, a realidade daquilo que é observado está naquilo que se observa e não na cabeça, daí o cuidado que devemos ter em ver algo como eu gostaria que fosse e não como a coisa realmente é. Nesse caso não percebemos o CONCEITO, mas o PRÉ-CONCEITO" (Milanese, 2007, p. 30).

"Ao relacionarmos os ÓRGÃOS DOS SENTIDOS com o SISTEMA NERVOSO iremos obter algo novo que se eleva acima desses dois que é o próprio PENSAR humano" (Milanese, 2007, p. 30).

"O PENSAR se manifesta em três níveis distintos: o Pensar intelectual, o vivo e o espiritual" (Milanese, 2007, p. 30).

"**Pensar intelectual**: Capta as ideias que estão naquilo que já foi criado no passado. Capta o conceito daqueles objetos que estão à nossa volta. Esse tipo de pensar é em relação às leis do mundo inorgânico"(Milanese, 2007, p. 30).

"**Pensar vivo**: Acolhe as ideias que estão sendo realidade agora no presente cujos representantes são os seres vivos. Esse pensar reconhece o TIPO e as diferentes manifestações vivas derivadas desse tipo primordial" (Milanese, 2007, p. 30).

"**Pensar espiritual**: Aborda as ideias que poderão vir a ser realidade. Para que algo se tome realidade é necessário ação, trabalho e vontade. O Pensar espiritual está, portanto, intimamente relacionado com a vontade. Uma das maneiras de desenvolver esse pensar é através da meditação"(Milanese, 2007, p. 30).

RESUMO (Milanese, 2007, p. 30).

"O Sistema Neurossensorial é formado pelos órgãos dos sentidos e pelo sistema nervoso. Esse sistema capta aquilo que está lá fora sem interferir no processo, como um espelho desvitalizado".

"Os sentidos captam aquilo que existe no mundo dos sentidos".

"O cérebro capta a ideia, o conceito daquilo que os sentidos transmitem".

"O cérebro não secreta pensamentos, mas serve de espelho às IDEIAS que fazem parte do objeto do pensamento".

"Existem três tipos de 'PENSAR': o intelectual ligado ao passado, o vivo relacionado ao presente e o espiritual vinculado ao futuro".

SISTEMA NEUROSSENSORIAL

Sistema Nervoso

Órgão dos Sentidos

Pensar Intelectual

Pensar Vivo

Pensar Espiritual (Milanese)

**Figura 1 – Pintura geométrica**, para representar o sistema neurossensorial (SNS). Feita mais de uma vez com a terapeuta artística alemã Almuth Haller. Luz não pode ser de localização central. Escolhe-se poucas cores. Com superposição, surgem outras. Não pode haver linhas paralelas. Papel Canson A3 e giz pastel seco. Pratiquei também essa forma de pintar com um grupo de pacientes da unidade de saúde onde eu trabalhava. Houve grande apreciação.

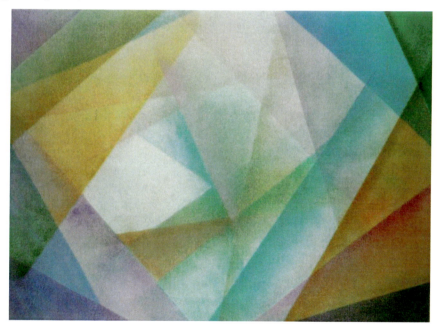

Fonte: Linda Tse

**Figura 2 – Esboço de Collot em azul**, com papel Canson A3 e giz pastel. A luz dentro da trimembração representa o Sistema Neurossensorial. Observação: a curva em "sorriso" deve ser atenuada. Feito durante plantão.

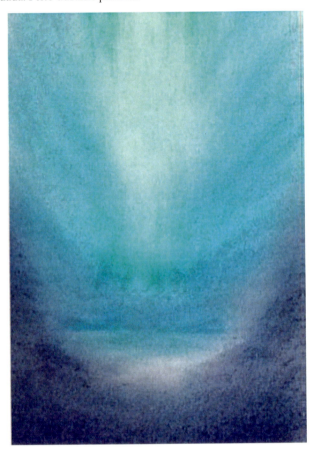

Fonte: compilado da autora

**Figura 3 – Pintura com turquesa**, em metodologia Collot d'Herbois, durante plantão. A parte superior com turquesa representa o SNS. Qualidades de forma, limpeza, moralidade correta. O turquesa puro é transparente e claro. Afinidade com luz (Collot, sobre turquesa).Canson e giz pastel.

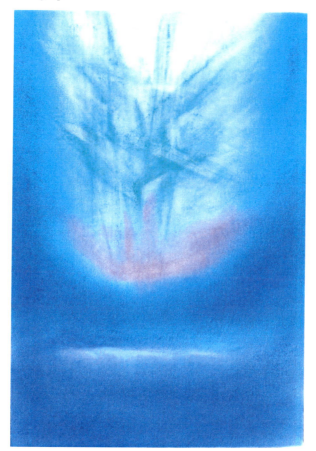

Fonte: compilado da autora

**Figura 4 – A casinha pequenina**. Módulo Preto e Branco, Forças Adversas, com a terapeuta Almuth Haller. Era para ser o Ahriman, que tem características parecidas com oNeurossensorial, ambos sendo a polaridade endurecedora. Papel Canson A3 e grafite.

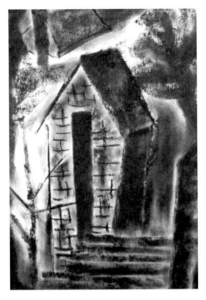

Fonte: Linda Tse

**Figura 5 – Perspectiva**. Feita em aula com a terapeuta Almuth Haller. Representa o Sistema Neurossensorial. Tem que se levar em conta os pontos de fuga. Embora simples, o desenho está correto, conforme expressou a terapauta Almuth. Papel Canson A3 e aquarela. Passou-se para preto e branco.

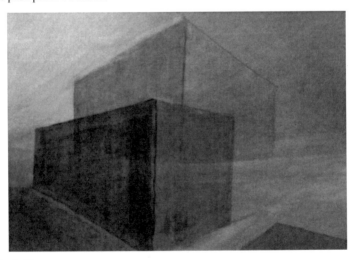

Fonte: Linda Tse

**Figura 6 – Mulher com possível artrose**. Doença de endurecimento, do SNS. Reprodução feita em aula com Almuth, em papel Canson e grafite.

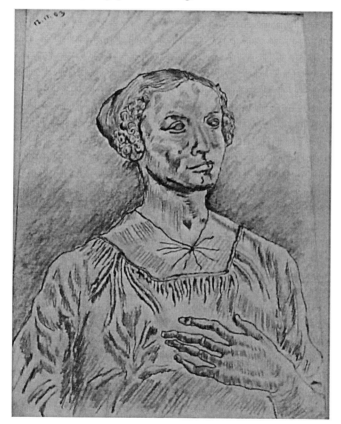

Fonte: Linda Tse

**Figura 7 – Esboço de paciente psiquiátrico com neoplasia de esôfago**. Doença esclerosante, de endurecimento, fria. Do hospital onde eu trabalhava. Papel Canson A4 e grafite.

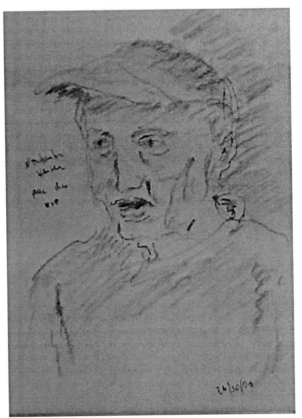

Fonte: compilado da autora

**Figura 8 – Esboço de uma funcionária.** Feito durante nosso plantão. Sempre trabalhou bravamente, mas era portadora de depressão, também doença esclerosante (a pessoa para, endurece, não consegue agir). Por fim, ficou internada no próprio hospital onde trabalhava. Recebi dela permissão para fazer seu retrato. Talvez fique imortalizada aqui. Canson A4 e grafite.

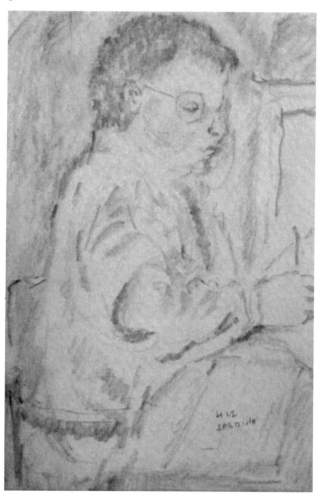

Fonte: Linda Tse

**Figuras 09 e 10 – Pinturas para pacientes com depressão.** Com a terapeuta Almuth. Pinta-se sequência de três quadros. 1)você está nas profundezas de uma caverna; 2) o meio do caminho para sair; 3)na boca da caverna, deparando-se com o ambiente lá fora. Fiz as duas últimas em aula. Canson A3.

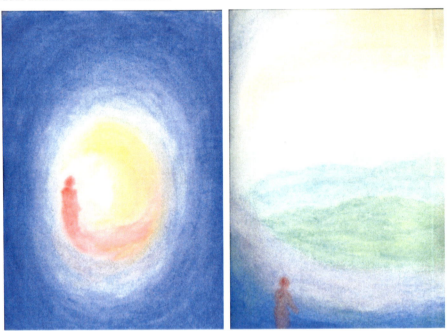

Fonte: Linda Tse

**O SISTEMA RÍTMICO** é representado pelo coração e pelos pulmões. Encontra-se no andar do meio. Isso é significativo, porque o meio é o mediador entre as extremidades. Tem sentido tanto de fora para dentro, como de dentro para fora. A sua característica é ter ritmo. O ritmo é um importante sanador. Ligado ao sentir. Na pintura terapêutica está relacionado às cores. Os temperamentos têm a ver com esse setor. É mercúrio, com a função de ser equilibrador (de várias fontes).

"O Sistema Rítmico relaciona o mundo externo com o mundo interno através da respiração, e as várias partes do nosso mundo interno se relacionam através da circulação" (Milanese, 2007, p. 30). O Sistema Rítmico não só é capaz de conter a atividade unilateral do polo neurossensorial e do metabólico-motor, como de conciliar os dois sistemas polares. Isso "nos mostra que esse sistema está relacionado com a cura, com a harmonização e com o equilíbrio dessas duas tendências polares" (Milanese, 2007, p. 30).

"O Sistema Rítmico concilia a atividade catabólica, desvitalizante, desgastante e configurativa do sistema neurossensorial com a atividade anabólica, vitalizante e dissolvente do Sistema Metabólico" (Milanese, 2007, p. 30).

O predomínio da atividade neurossensorial tende a mineralizar o organismo. Este processo, agindo unilateralmente, transforma o ser humano numa escultura, numa bela escultura, como diz o Dr. Milanese, mas sem vida. O predomínio da atividade metabólica tende a dissolver o organismo. Agindo unilateralmente, o ser humano se transforma em algo caótico, sem forma, totalmente desorganizado (baseado em Milanese, 2007, p. 31). Quem concilia essas duas tendências polares é o sistema rítmico.

A cabeça e os hemisférios cerebrais são simétricos. A disposição dos intestinos é totalmente assimétrica. "O Sistema Neurossensorial está relacionado com a estrutura, com a forma e com a organização e o Sistema Metabólico está intimamente associado à dissolução, vitalização e ao caos" (Milanese, 2007, p. 31). O autor ressalta que "o termo CAOS tal como é mencionado nesse texto não se refere ao colapso da vida produzido por uma desagregação, mas a uma situação de transição entre uma estrutura anterior e uma configuração mais refinada" (Milanese, 2007, p. 31).

## CORAÇÃO

Husemann e Wolff, no volume II do livro *A Imagem do Homem como Base da Arte Médica* (p. 534), falam-nos da singularidade do coração em relação aos outros órgãos vitais. Relaciona-se isso à sua situação central no organismo, que é uma expressão de sua essência. Situação central em diversos sentidos ou campos.

Topograficamente, situa-se no meio do corpo humano.

Funcionalmente, entre o sistema neurossensorial e o sistema metabólico. Conforme Moraes, o coração pulsa e harmoniza processos de consciência (contração) e processos metabólicos (expansão).A fisiologia do Coração é a expressão funcional mais clara da atuação do Sol, no meio, em relação aos três planetas suprassolares, Saturno, Júpiter, Marte, polo de estruturação consciente, e irradiam deste para baixo, em direção ao polo *Natureza*, e os três planetas infrassolares, Lua, Mercúrio e Vênus, que têm correspondência mais íntima com os processos inconscientes humanos – o polo *Natureza* – e irradiam de baixo para cima, em direção ao polo Consciente (Moraes, 2005, p. 139). Polarmente: Saturno-Lua, Júpiter-Mercúrio, Marte-Vênus.

Em sua musculatura, o coração apresenta "uma singular posição intermediária entre a musculatura estriada e a lisa. A primeira serve aos movimentos voluntários, enquanto a musculatura lisa é involuntária dentro das funções vegetativas" (Husemann e Wolff, p.534).

Como sentimento, com sua faculdade anímica semiconsciente, situa-se entre o pensamento consciente do sistema neurossensorial, e a volição inconsciente do sistema metabólico (Husemann e Wolff, p. 534).

"O coração está inserido entre dois fluxos opostos: a circulação corpórea e a circulação pulmonar, que preenchem também funções polares. Nelas, o sangue não sofre apenas uma distribuição sutilíssima pela periferia, mas aí na periferia ocorre a inversão arterial-venosa. As duas correntes se encontram no coração, que também engloba o arterial e o venoso" (Husemann e Wolff, p. 534).

"Somente esta posição central torna possível a função balanceadora, equilibradora, e ela ainda se estende a muitas outras polaridades e oposições. [...] a posição central é a característica do coração" (Husemann e Wolff, p. 534).

"Não se trata, entretanto, de um estar-no-meio passivo e sim de um papel ativo de mediação, que o coração desempenha nos mais diversos campos da vida humana. A função cardíaca, de manter as dinâmicas do sistema neurossensorial e do sistema metabólico separadas, faz parte desta atividade. Só assim a harmonia se torna um processo ativo, criado como força positiva do meio. Uma compreensão deste papel do coração resulta da contemplação de sua característica como representante do sistema rítmico." (Husemann e Wolff, p. 534).

## O Sistema Rítmico[5]

"É nas condições astronômicas que os processos rítmicos apresentam-se mais nítidos ao estudo, revelando **a essência do ritmo; trata-se da constante repetição de um fenômeno que, no entanto, nunca permanece igual.** Nenhuma revolução de um planeta, por exemplo, é exatamente igual à precedente. As condições sempre variam. Entretanto, o todo vibra em perfeita harmonia. Kepler reconheceu estas leis superiores e denominou sua obra principal 'Harmones mundi'" (p. 535, grifos meus).

---

[5] Texto baseado em Husemann e Wolff, v. II, p. 535-540.

"**No cosmo, o mesmo evento jamais se repete, o ritmo renova** (L. Klages). O compasso é a repetição constante do mesmo processo, o ritmo é a constante modificação de um precedente parecido. É por isso que num evento rítmico a harmonia reina, deixando abertas novas possibilidades de desenvolvimento. Enquanto no compasso reina maior 'exatidão' pela repetição do idêntico, mas ao mesmo tempo apresentando rigidez e fixação; um acontecimento levado a um estado em que permanece igual e é aí mantido. O compasso se isola do contexto, gerando uma vida própria, **enquanto o ritmo é a expressão da harmonia reinante**. Compasso é ritmo morto, por isso ele é cansativo, e **o verdadeiro ritmo é vitalizante**. O compasso é próprio à mecânica, **e o ritmo aos sistemas vivos**"(p. 535, grifos meus).

"Um representante típico do princípio do compasso é o motor, que tem seu funcionamento perfeito, quando o número de rotações permanece igual. **Representantes de um sistema rítmico só podem ser encontrados na esfera orgânica,** mas algumas de suas partes podem ser estudadas em condições inorgânicas" (p. 535, grifos meus).

"A vida se manifesta na constante transformação de um processo que se repete: por exemplo, a sequência das gerações permanece igual, mas é sempre recoberta por impulsos superiores e por eles modificada, de tal modo que nenhuma geração é 'exatamente' idêntica à anterior. Esta possibilidade de transformação faz parte do princípio básico da vida" (p. 535).

"**O ritmo pode sofrer duas modificações opostas**: o compasso é um dos lados do desvio do ritmo, que acarreta incapacidade de adaptação às exigências fisiológicas e anímico-espirituais (rigidez regulatória), imobilizando a vida e fechando possibilidades de desenvolvimento – um processo esclerótico dentro da vida" (p. 536, grifos meus).

"**O outro lado da perda do ritmo é a arritmia**. A vida sem ritmo também é possível, embora somente sob a forma de uma anarquia. É o que ocorre numa etapa muito baixa da evolução, que nem chega a alcançar o plano biológico, como é o caso do crescimento bacteriano sob condições constantes. Aí não há intervenção de nenhum princípio superior, de nenhum organismo. Os vegetais superiores revelam um ritmo próprio, que se mantém mesmo na ausência de um indicador do tempo, isto é, sem enquadramento no ritmo anual, por exemplo, nos trópicos" (p. 536, grifos meus).

"O ritmo representa um princípio situado no meio e se localiza entre o compasso e a arritmia. Graças a isto ele possibilita a elevação da vida e pode ser a expressão, a manifestação da vida superior. A perda do ritmo em sentido de um enrijecimento para o compasso é, do mesmo modo como a arritmia, uma perda do meio. Abre-se assim, um acesso à doença" (p. 536, grifos meus).

**Compasso - enrigecimento. Ritmo-saúde, vitalização. Arritmia - anarquia.**

*Esta é uma forma de trimembração também.*

"O sistema rítmico cria a possibilidade de manifestação física de um **princípio espiritual superior**" (p.536, grifos meus).

"Em todos os campos da vida encontramos um reflexo do ritmo cósmico. **O ritmo é – de modo semelhante ao calor – semiespiritual**. Embora fisicamente perceptível, **sua** essência é imaterial, o que lhe permite ser portador de um princípio suprassensível. 'Processos rítmicos não são algo físico, nem na natureza nem no homem. Poderíamos designá-los como semiespirituais. O físico como coisa desaparece no processo rítmico' (Rudolf Steiner)" (p. 536, grifos meus).

"**O ritmo é implantado na matéria pelo espírito**. O homem carrega o ritmo como herança de sua ascendência espiritual" (p. 536, grifos meus).

"As influências cósmico-planetárias sobre o crescimento dos vegetais, embora indubitavelmente comprovadas, são muito pouco conhecidas" (Husemann e Wolff, p.536).

"Os efeitos de uma vida arrítmica ou até mesmo antiarrítmica como a que a civilização provoca, por exemplo, em trabalhadores noturnos, só começaram a merecer atenção nas últimas décadas (Menzel). **No futuro se fará sem dúvida necessário dedicar maior atenção** ao **significado de um ritmo estorvado, justamente em relação à gênese de doenças crônicas**. Neste contexto, apontamos também para o abrangente significado da Euritmia (EU-RITMO = harmonia de ritmo) como força curativa arquetípica" (p. 539).

"**Toda vida arrítmica, incluindo também pensamento, sentimento e ação desordenados, altera o ritmo interior, e, portanto, afeta a saúde**" (p.539, grifos meus).

"O homem emancipou-se da ordem interna na qual ele estava originalmente acomodado. Feriu esta ordem, mas conquistou a liberdade. **'Nossa época caracteriza-se justamente pelo fato de ter perdido o ritmo antigo – o externo – e ainda não ter adotado um novo ritmo interno.** O homem emancipou-se da natureza, mas ainda não penetrou o espírito. Para conquistar sua liberdade teve de sair do ritmo original, todavia ele deve encontrar leis em si próprio para regular o 'relógio', seu corpo astral. O homem, hoje, não tem linhas nem ritmos interiores de pensamento, e assim a humanidade pode cair em decadência total se não retomar um ritmo interior (Conferência 12/1/1909, GA.107)" (Husemann e Wolff, p.539).

"É dever de nossa época criar, em liberdade, uma situação de ordem interior num plano mais elevado, o que não é possível sem conhecimento da relação do homem com o cosmo e o mundo espiritual" (p. 539).

"**Somente quando o homem reencontrar, por si, uma nova ligação com sua origem divino-espiritual**, será vencida a desarmonia e as doenças consequentes à separação, e criada uma nova unidade e harmonia conservando-se a liberdade. Este processo foi descrito como base de qualquer cura" (Husemann e Wolff, p. 539, grifos meus).

"Esta ligação se estabelece inconscientemente durante o sono; corpo físico e etérico não mais estão subordinados aos efeitos do corpo astral e do Eu no sentido dos atos executados em consciência diurna. Durante o sono corpo astral e Eu mergulham no mundo espiritual. Entram em correspondência com o cosmo e adquirem forças para proverem o corpo físico e o corpo etérico com novos impulsos, isto é, regenerá-los. **Por isso, o restabelecimento da ordem, a cura, ocorre de noite**. Mas, durante o dia, esta ordem é constantemente estorvada a partir do Eu!"(p.539, grifos meus).

"Graças ao sistema rítmico, o organismo consegue coordenar de novo a dessincronização dos fenômenos biológicos ocasionada pelo trabalho, pela vida arrítmica etc. Isto preenche a condição prévia para a necessária harmonia e para a cura" (p. 539, grifos meus).

"Embora quase todos os processos vitais transcorram ritmicamente, existem órgãos que demonstram mais o seu ritmo: pulmão e coração são os representantes típicos do sistema rítmico. Pode existir também aqui uma dependência de fatores externos (sensibilidade meteorológica do asmático, sensações cardíacas quando muda o tempo etc.), mas em geral estas funções orgânicas são mais orientadas para o interior e afinadas entre si" (Husemann e Wolff, vol. II, p. 540).

"O sistema rítmico situa-se entre o sistema neurossensorial e o sistema metabólico, na medida em que se abre alternadamente aos impulsos dos dois. A dinâmica da contração, característica da tendência do sistema nervoso, pode ser reconhecida na inspiração e na sístole. A tendência expansiva do sistema metabólico revela-se na expiração e na diástole. **Coração e pulmão se entregam ora aos impulsos do sistema neurossensorial, ora aos do sistema metabólico.** Todavia, não se trata de uma entrega passiva. A percepção destes impulsos se acopla cada vez a uma reação, ou seja, uma resposta ativa em sentido de um equilíbrio, de uma adaptação às exigências, pois, **tanto do sistema neurossensorial quanto do metabólico partem tendências patogênicas (a saber, esclerose e inflamação). Estas tendências são percebidas pelo sistema rítmico e ativamente dominadas, atenuadas, ou seja, em princípio, curadas**"(p.540, grifos meus).

"Eis onde podemos ver o significado profundo da frase 'ritmo é o suporte da vida' (R. Steiner). É por isso, também, que **o sistema rítmico é o suporte da saúde, é dele que partem as verdadeiras forças terapêuticas: 'todo o sistema rítmico é um médico'** (GA 302 a, primeira edição, 1972)" (baseado em Husemann e Wolff, vol. II, p. 540, grifos meus).

## Sistema Cardiocirculatório

"A circulação existe antes do aparecimento do coração" (Kolisko, 2010).

De Milanese: contemplando "o desenvolvimento de um ovo de galinha fecundado, iremos notar que no início desse processo, antes mesmo da formação do embrião vai surgindo uma circulação extraembrionária que vai se desenvolvendo sem o coração. Durante a formação do embrião também notamos uma circulação inicial desprovida de coração tal como ocorre com a linfa. Essa circulação vai se desenvolvendo e num determinado momento vai surgindo um cruzamento de vasos sanguíneos. Eles vão se fundindo e começa a surgir uma estrutura que vai organizando esse movimento". Há um desenho que mostra a sequência dos estágios da formação do coração, em vista ventral, mas não o inclui.

"O coração é um órgão que ORGANIZA o fluxo líquido, que harmoniza as diferentes correntes circulatórias" (Milanese, 2007).

"O sangue é enviado para todo o organismo, se dirige à periferia e retorna ao centro. Se considerarmos a circulação como um sistema fechado, poderemos esperar que o coração seja uma bomba que envia o sangue até a periferia e que continue bombeando até o sangue retornar ao coração e assim sucessivamente. Essa concepção esbarra em uma objeção que é o fato das artérias irem se tornando cada vez mais finas até se transformarem em capilares que vão se unindo e constituindo pequenos vasos que por sua vez vão se unindo em veias de grossos calibres que retornam ao coração" (Milanese, 2007, p. 31).

"Existe uma série de problemas no bombeamento de um líquido através de capilares, pois a força de adsorção (adesão) da parede em tubos de pequeníssimo diâmetro causa uma **resistência descomunal. Constatou-se ainda que a circulação não é um sistema totalmente** fechado, havendo troca de líquidos através dos capilares" (Milanese, 2007, p. 31). "A moderna pesquisa histológica e anatômica provou que a circulação é aberta na periferia e que aí reina a mais intensa troca osmótica; que um transporte direto de líquido, células e substância intercelulares, do tecido conjuntivo, representam a continuação estrutural e funcional do sistema capilar" (Milanese, 2007, p. 31).

"[...] a circulação sanguínea não é totalmente dependente da atividade cardíaca, mas o mais importante é o efeito das propriedades capilares. As leis da física demonstram que **esse efeito capilar atrai o sangue e provoca a sua movimentação** ..." (Milanese, 2007, p. 31, citando outro autor, grifo meu).

Na região dos capilares, a circulação deixa de ser fechada, ocorrendo uma série de processos osmóticos. "Os líquidos saem da circulação capilar com uma concentração e entram com outra concentração. Nesse ambiente ocorrem diferenças de pressões osmóticas, alterações eletrolíticas, efeitos capilares e outros processos. Dentro do coração, ao contrário, reina uma extrema organização dos fluxos sanguíneos. Fora desse centro, na periferia, ocorre uma caotização. E esse caos tem em si os meios para conduzir o sangue até o órgão que harmoniza o fluxo sanguíneo. E o coração, o órgão que realiza essa harmonia, tem em si os meios para conduzir o fluxo sanguíneo novamente ao estado caotizado" (Milanese, 2007, p. 32).Abaixo esquema segundo Milanese:

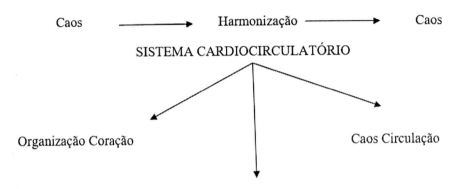

O sistema cardiocirculatório, do sistema rítmico, relaciona a organização com o caos (Milanese, 2007).

**O coração não é exatamente a "bomba" como a medicina acadêmica entende.** Isso acontece porque se o compara a uma bomba num sistema hidráulico que é, contudo, um sistema fechado, ao contrário do sistema circulatório, que é aberto, por meio dos capilares, onde há intensa troca. O coração sozinho não conseguiria enviar todo o sangue até os capilares e daí fazê-lo retornar. Para que isso aconteça, o coração conta com a ajuda dos corações secundários e a força de atração do tecido periférico, desde que este seja sadio. Como escreveu o Dr. Milanese: "[...] a circulação sanguínea não é totalmente dependente da atividade cardíaca, mas o mais importante é o efeito das propriedades capilares. As leis da física demonstram que esse efeito capilar atrai o sangue e provoca a sua movimentação" (Milanese, 2007, citando Manteuffel-Szoege).

No seu artigo "O Coração não é uma Bomba", de Frank Meyer, o autor inicia dizendo que: "Faz já 100 anos que Rudolf Steiner (1861-1925) indicou pela primeira vez que o coração não é um órgão de movimento ativo, no sentido de que as contrações provoquem a circulação do sangue. O contrário seria a verdade: 'O sangue movimenta o coração' [...]".

**"A crença da ciência, de que 'o coração é uma 'bomba', foi fustigada por Rudolf Steiner como uma ideia grotesca e fantástica"** (5-6-1907) (Meyer, 2008, p. 3).

O Dr. Mário Rigatto, figura ímpar da Pneumologia do Rio Grande do Sul, não sendo da Antroposofia, também falava da impossibilidade de o coração sozinho enviar o sangue para a periferia e de lá trazê-lo de volta, daí a necessidade dos corações secundários. Escreveu o artigo "Os seis corações". O termo que ele usou foi "corações acessórios".

Provavelmente por isso, o fato de o coração não ser uma bomba, o digitálico, de ação inotrópica positiva (aumenta a força contrátil), não funciona nos casos de insuficiência cardíaca. Foi muito utilizado até uma época. No meu primeiro ano de Residência, era usual o esquema de dose de ataque de digitalização para os pacientes cardíacos (que começava com 4 comprimidos, e se ia os diminuindo), levando todos a vômitos e diarreia. Estudei e discuti o assunto com uma colega sextanista, e lhe expressei que achava que o uso da medicação estava incorreto. No dia seguinte, o médico cardiologista assistente me perguntou sobre a digitalização. Não respondi, porque achava que aquilo tudo estava errado. Não tinha o Eu suficientemente forte para defender o meu ponto de vista. Ele foi comunicar à direção que eu não sabia sobre a dose da digitalização. Como eu não ia saber, se o aplicava quase todos os dias com diversos pacientes, e tinha estudado sozinha e refletido sobre o assunto, e estudado e compartilhado as ideias com uma colega? No curso secundário, o professor de latim dizia que as duas matérias de raciocínio eram o latim e a geometria. Eram as minhas duas melhores matérias. O professor me dava dez em latim direto. No terceiro ano de Residência, o esquema de digital tinha caído. Não era mais para se usar. Anos depois, quando eu estava atuando fora, das aulas de Clínica Médica, a que eu ia regularmente, fomos avisados de que a digitalização estava provocando mais óbitos do que quando não se o usava. Era para passar a usar só para os casos graves de insuficiência cardíaca, graus III e IV, porque o número de pacientes que o usavam e internavam diminuiu. *Talvez porque os outros pacientes digitalizados já tivessem morrido.*

**Dados da Antroposofia sobre Insuficiência Cardíaca e a "bomba",** de Frank Meyer,

"No tratamento da insuficiência cardíaca, um problema de saúde muito frequente, e uma das causas principais de morte nos países ocidentais, o princípio da bomba como base da função cardíaca não foi verificado. Supondo que o fortalecimento do músculo cardíaco devia trazer uma melhora na força da bomba, levando a uma melhora na circulação do sangue, os medicamentos que fortalecem o músculo cardíaco na insuficiência cardíaca deviam prolongar a vida dos pacientes. Mas, ao administrar esses medicamentos, sejam eles digitálicos ou outros, por um tempo prolongado, não só não se observou, em grandes estudos, uma prolongação da vida, mas o que aconteceu foi exatamente o contrário: aumentou a mortalidade. Quer dizer, no seu processamento prático, no paciente, o modelo da bomba fracassou. Hoje se trata a insuficiência cardíaca com medicamentos que não agem primariamente no coração, mas sobre o volume circulante, que se encontra fora do coração, ou, paradoxalmente, com medicamentos que reduzem a força muscular cardíaca (beta-bloqueadores, por exemplo)" (Meyer, 2008, p. 5). *Os beta-bloqueadores eram, numa época, terminantemente proibidos em pacientes com insuficiência cardíaca, justamente por seu efeito inotrópico negativo. Depois, aconteceu o contrário.* "Não se tenta mais intensificar a 'força da bomba' no coração, mas se age sobre o resto do organismo, fora do coração, de maneira a gerar condições sistêmicas mais favoráveis" (Meyer, 2008, p. 5).

Como então, ocorre o circular do sangue a partir do coração? Aqui entra a questão do redemoinho do sangue. Esse é um assunto de que normalmente não nos damos conta. Não percebemos, por exemplo, que a água tem um movimento de redemoinho, o que o faz ter ação curativa, quando não canalizada (de uma palestra). Os físicos não entendem como acontece o centro dos tornados. Na nossa concepção comum, o sangue flui para o ventrículo esquerdo do coração, e, através dos seus músculos, contrai-se, o sangue sendo ejetado e a circulação ocorre a partir daí até a periferia, daí voltando ao coração. Parece que a coisa não é assim tão simples, linear e banal. Há uma multiplicidade de fatores que fazem com que o sangue circule pelo organismo. Muito complexo. Muito rico. Surpreendente. Vide *The Heart is not simply a "Pump"*(O Coração Não é Uma Bomba), 2008, p.33, de autoria de Frank Meyer. O que a medicina acadêmica já descobriu, e ninguém sabe, parece.

Os colegas do Curso de Canto e Cantoterapia talvez não saibam **como se enquadra o coração dentro da circulação geral do sangue**. Trago os seguintes dados não de livro de anatomia ou fisiologia, mas do artigo de Walther Bühler, **"O Coração – Órgão da Cordialidade"**. O alcance do conteúdo será muito maior. No momento aproveito a parte inicial, básica (Livro, 1955, rev. da ABMA, 2012).

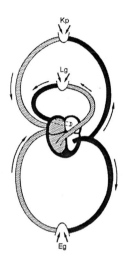

**Esquema do Coração e da Circulação Sanguínea, a grande e a pequena, Husemann e Wolff, Vol. II.** Sangue da periferia retorna via cava superior e inferior. Entra na aurícula direita, daí ao ventrículo direito e, via artéria pulmonar, vai até os pulmões. De lá, vai à aurícula esquerda via quatro veias pulmonares, desce ao ventrículo esquerdo e, daí, via artéria aorta, vai à periferia. Claro: sangue venoso (com $CO_2$). Escuro, sangue arterial (com $O_2$).

"Foi somente no início da Época Moderna que um inglês descobriu que o sangue não corre simplesmente, de qualquer modo, nas artérias, mas que se encontra em movimento circular; surgiu, então, pela primeira vez, o conceito da circulação em relação ao coração. Já se sabia anteriormente que o sangue corre do coração para o pulmão e que daí volta ao coração, e se fala, ainda hoje, em pequena circulação. Ora, a esta pequena circulação segue-se a grande circulação na qual, como vocês sabem, o sangue parte do coração através das artérias para todos os órgãos, todos os cantos e recantos do organismo humano e volta pelas veias, que podemos observar em parte quando aparecem azuladas, sob a pele. O sangue aflui de dois lados, coletando-se nas veias cavas, superior e inferior, e retorna ao coração. Todos sabem que o coração é dividido, é um músculo oco que compreende diversas partes: falamos em cavidades. Conhecemos quatro cavidades" (Bühler, p. 27). Vide o desenho acima. Duas aurículas e dois ventrículos, com seus orifícios, tanto na parte esquerda quanto na parte direita do coração. "Nestes lugares, assim como onde o ventrículo desemboca em vaso, artéria pulmonar (D) ou aorta (E), encontra-se algo especial: as chamadas válvulas do coração. Estas válvulas foram minuciosamente estudadas, em corações removidos dos corpos. Percebeu-se que estas formações são construídas de tal modo que o sangue só pode fluir em um único sentido; foram por isso designadas como válvulas. Tais válvulas existem em diversos tipos de bombas, nas quais um fluxo – geralmente de água – sofre uma pressão, sendo o objetivo das válvulas, justamente, dirigir o fluxo em sentido único. Uma válvula é, portanto, um dispositivo que deixa passar algo somente em uma direção […]". "O sangue deve fluir da aurícula para o ventrículo mas não deve refluir, pois se o fizesse, o coração, toda a circulação e mesmo todo o ser humano ficariam transtornados" (Bühler, p. 28).

Vocês podem imaginar as válvulas como pequenas portas. "A porta se abre para um lado, e o sangue pode passar. Desenvolvendo, no ventrículo, novo impulso e nova pressão, o sangue refluiria à aurícula. Mas isso é impedido, pois essa engenhosa válvula se fecha, e o sangue só pode continuar em um sentido. Temos no coração – como já foi dito – quatro dessas válvulas: na passagem das aurículas para os ventrículos e na saída dos dois ventrículos" (Bühler, p. 28).

"No século XVII, a humanidade chegara ao ponto de poder compreender tal fato mecanicamente" (Bühler, p. 28). Um grego ou um egípcio não poderia jamais saber algo sobre válvulas cardíacas, embora pudesse ter, naquela época, observado o coração de algum animal (baseado em Bühler, p. 29). "A partir do século XVII, podia-se falar em um sistema fluente, podia-se dizer que o sangue adquire pressão no coração, que sai do coração com uma pressão muito superior à do sangue que penetra na aurícula direita. Finalmente, desenvolveu-se a noção de ser o coração nada mais, nada menos, que uma bomba; portanto, uma bomba que, como qualquer bomba d´água, exerce a função de distribuir um líquido, de conferir-lhe uma pressão, de modo que ele corra em uma determinada direção e possa vencer a força da gravidade, podendo, por exemplo, a água ser elevada para um nível mais alto. É assim que vemos o grande mistério, o fato de que, em nós, o líquido sanguíneo corre em todas as direções; corre também 'monte acima', por exemplo, para a cabeça. Se vocês ficarem de cabeça para baixo e pés para cima, pouco importará ao sangue, ele simplesmente ascenderá até aos pés"; a cabeça ficará vermelha devido ao sangue represado, mas tais represamentos são logo superados (Bühler, p. 29). Normalmente o sangue também sobe pelas pernas, vencendo, talvez, mais de um metro, e volta ao coração. Aí ele se represa com maior facilidade. Este fato é conhecido como veias varicosas.

Existe o perigo de o sangue ser vencido pela gravidade. "Em muitas doenças cardíacas é característico o mau funcionamento da circulação; a intervenção da gravidade que naturalmente existe se intensifica, provocando o represamento de líquido sanguíneo que, saindo dos vasos, provoca as pernas inchadas, o chamado edema. Pode haver acúmulo, nos tecidos, de litros de líquido, e então a pessoa está gravemente doente" (Bühler, p. 29).

Então, temos aqui não só a anatomia e a fisiologia do coração e da grande e pequena circulação, e a relação desta com os pulmões, mas também a história de como se chegou ao conhecimento da circulação. Começa daí a confusão do entendimento do coração como uma bomba. Essa visão mecanicista do coração se estenderá também aos outros órgãos do organismo. Vide adiante. Foi colocado também algum dado de patologia, ainda atualizado.

Em algum momento do seu livro *O Corpo como Instrumento da Alma na Saúde e na Doença,* ou no capítulo sobre *"O Coração – Órgão da Cordialidade",* Walter Bühler descreve as qualidades anímico-espirituais do coração ligando-as a características fisiológicas, incluindo a sístole e adiástole, em riqueza de detalhes, revelando a grande complexidade desta relação, termina dizendo: eis porque não se pode chamar o coração de bomba. Enfim, bomba é uma coisa física, mecânica, palpável. O coração está num nível bem acima disso, embora tenha a sua parte física e palpável.

**"Se a ideia do coração é realizada de modo tão complicado no ser humano, isto visa às funções anímico-espirituais, que precisam justamente desta estrutura e deste princípio funcional para atuarem**[...]. Para uma compreensão real do órgão cardíaco faz-se necessário, inicialmente, observar sua evolução no animal e no homem, comparar e anotar as forças que nele atuam". Para tanto, os autores apresentam uma exposição da **ontologenia e filogenia,** que não estará presente aqui (Husemann e Wolff, volume II, p. 518). Passo às conclusões de Husemann e Wolff (mesma página).

"Estas múltiplas exposições de Rudolf Steiner quanto à função cardíaca podem ser caracterizadas através de dois pontos centrais essenciais:

1. O fluxo sanguíneo transmite seu impulso ao coração e não vice-versa.

2. O coração não é uma bomba. É um órgão sensorial e um órgão represador".

Do Dr. Antonio Marques: O coração é um músculo e nele atua a alma. "Em animais pequenos, a alma não se encarna (por isso eles não necessitam do coração), ao passo que em animais superiores há uma vivência psíquica (no homem, além da alma, há o Eu). E a base anatômica para isso é o sistema arterial "(do seu livro *Prática Médica Antroposófica*, 2013, p. 103). "Por meio da pressão sanguínea, 'mede-se' a alma dentro do corpo. A finalidade do coração é produzir *pressão*, e isso corresponde a 99% de seu trabalho. Somente em 1% ele é responsável pelo movimento sanguíneo. Portanto, quase 100% são destinados a produzir PA (pressão arterial). E isto tem a ver com a presença da *alma* na corporalidade". Por isso, o mais importante não é dizer se a PA do paciente está tanto por tanto, mas deduzir se ele está bem "encarnado" ou não (baseado em Marques, p. 103). O normal que se observa é uma PA de 120x80 ou 110x70 mmHg. "A pressão baixa denota falta de entrosamento anímico na corporalidade, e a pressão alta denota congestão anímica no sistema rítmico (...)" (Marques, p.103).

## Ponderações e perguntas minhas sobre o coração

A Medicina Acadêmica considera o coração uma bomba pela sua característica de contração do ventrículo esquerdo, enviando o sangue adiante, e pressupondo que o sangue vá até a periferia? Isso a gente já sabe que não acontece. E por que haveria tecido elástico e muscular liso nas paredes da rede vascular arterial se assim fosse?

Na contração do ventrículo esquerdo durante a sístole, até onde vai o sangue ejetado? Entendo que é até a artéria aorta, que todavia é bastante longa, e ainda tem tributários em vários níveis. Até onde vai a força de ejeção desta primeira contração?

Na continuação da aorta, segue a sequência de vasos: artérias grandes, médias, pequenas, arteríolas. Mais tecido elástico que músculo liso no início, alterando-se as proporções no decorrer, permanecendo o músculo liso, que todavia também vai diminuindo.

A rede arterial contrai-se de forma sincronizada? É possível isso? Se o cumprimento das porções, o diâmetro, a quantidade de tecido elástico e/ou muscular é diferente? Quer dizer, durante a diástole do ventrículo esquerdo, a artéria aorta se contrai e junto toda a rede arterial, nas porções onde há tecido elástico e muscular? Ou é em momentos diferentes, à semelhança do ventrículo esquerdo e artéria aorta? Também pergunto se isto é possível.

A Medicina Antroposófica não considera o coração uma bomba porque o coração não é o responsável pela circulação do sangue? Os responsáveis seriam a atração da periferia e a presença dos corações secundários, além da questão do redemoinho? Todavia, a sístole inicial é responsável para que o coração comece a enviar o sangue adiante. Mesmo sabendo que o sangue ejetado vai só até uma parte, é errado considerar a contração inicial uma ação de bomba? A contração sistólica é uma realidade. Que outro termo se usaria para esse ato?

Tudo que se situa depois do coração e antes dos capilares e que ajuda o sangue a ir adiante, as porções dos vasos com seu tecido elástico e muscular, constituem-se em corações secundários. Isso li em algum lugar, mas não lembro onde. E ainda temos que levar em conta o retorno do sangue depois dos capilares, iniciando pelas vênulas, continuando pelas veias, que também entram na brincadeira. Aliás, por um motivo não muito claro, veia é uma palavra que tem muito mais força de expressão que artéria, na literatura e no linguajar cotidiano. Fala-se em "o sangue que lhe corre pelas veias". Alguém fala em "o sangue que lhe corre pelas artérias"? Os pacientes costumam mencionar a "veia aorta dilatada", quando não "veia aorta delatada", mesmo não se tratando de veia. Isso é uma divagação, que todavia sempre foi motivo de reflexão para mim. As veias têm função importante no retorno do sangue.

A seguir, do artigo **do Mario Rigatto**: **"Os seis corações do homem: um ensaio".** Observação: o Dr. Mario Rigatto era do Rio Grande do Sul e da Medicina Acadêmica, nada a ver com a Antroposofia do Rudolf Steiner, mas destacava-se por sua genialidade e capacidade de clareza de raciocínio e pesquisa, fora o enorme dom que tinha em ministrar aulas.

Mario Rigatto estava convencido de que a função do aparelho circulatório é assegurar a respiração celular, ou seja, são as exigências do transporte das matérias primas da respiração que determinam a bioengenharia do aparelho circulatório. Também apresentou a proposição de que a sede anatômica do amor não é o coração, mas, muito provavelmente, o pulmão. E que uma das justificativas para a consulta dos cardiologistas ser um pouco mais cara do que as dos demais subespecialistas da Medicina Interna devia-se ao fato de terem eles sob sua responsabilidade, além do centro da circulação, o centro do amor. *Retornarei a isso no final desta exposição.* Considerava irretorquível que a circulação serve primariamente para respirar.

Constatou que o pulmão não bombeia apenas ar; bombeia sangue também. E sua atividade como bomba circulatória tem uma expressão quantitativa importante. Verificou que o fluxo de sangue pelos pulmões é influenciado pelos movimentos ventilatórios. Usando um volume de ar corrente entre duas a três vezes o volume normal e empregando frequências respiratórias crescentes, o fluxo de sangue pelos pulmões aumentava com o aumento da frequência respiratória. A 70 movimentos ventilatórios por minuto, o fluxo sanguíneo pulmonar alcançava, praticamente, o dobro do valor observado a uma frequência de repouso. Considerava esse aumento notável por seu propulsor ser uma bomba ventilatória. Estudos subsequentes mostraram que este aumento também se verificava durante exercício, se o indivíduo aumentar voluntariamente a frequência ventilatória que vinha espontaneamente empregando.

Sua interpretação era de que a bomba ventilatória pode adicionar importante volume à circulação sanguínea sistêmica. Este aumento é normalmente utilizado durante exercício em função do aumento do volume de ar corrente e da frequência ventilatória que, espontaneamente, ocorrem nesta circunstância. O Dr. Rigatto esclarece que a observação de um aumento do débito sanguíneo pulmonar por influência de manobra ventilatória não é originalmente sua. Coube-lhe, contudo, o privilégio de poder determinar quantitativamente este aumento e documentá-lo, não só em repouso, mas também durante exercício, o que, até então, não havia sido possível.

Assim, pode-se comparar a bomba ventilatória a um legítimo "coração". "Entendendo-se como 'coração' qualquer compartimento vascular com variações rítmicas de suas dimensões e com válvulas capazes de direcionar o fluxo do sangue nele contido" (Rigatto).

"Raciocínio análogo deixa também claro que os membros inferiores possuem um perfeito 'coração': veias valvuladas, cercadas por poderosa massa muscular que, ao se contrair, propele o sangue nelas contido".

Citando os seis corações:

**"O coração periférico"**, constituído pelas veias valvuladas dos membros inferiores, cercadas de músculos que se contraem ritmicamente com os movimentos destes membros. Seria o único a atuar exclusivamente durante o exercício físico. Os demais atuariam sempre. Os membros superiores fazem parte deste coração.

**"O coração abdominal"**, constituído pela veia cava inferior, limitada de um lado, pelas válvulas femorais mais altas e, de outro lado, pela válvula tricúspide e sujeira a variações rítmicas da pressão que a cerca, variações estas oriundas dos movimentos ventilatórios do diafragma.

"O coração ventricular direito", constituído pelo miocárdio ventricular direito, apoiado pela aurícula direita, limitado, de um lado, pela válvula tricúspide e, de outro, pela válvula pulmonar.

"O coração pulmonar", constituído pelo circuito vascular pulmonar, limitado num extremo pela válvula pulmonar e, noutro, pela válvula mitral, e sujeito às variações rítmicas de volume e de pressão impostas pelo fole torácico.

"O coração ventricular esquerdo", constituído pelo miocárdio ventricular esquerdo, apoiado pela aurícula esquerda, limitado, de um lado, pela válvula mitral e, de outro, pela válvula aórtica.

E, finalmente, "o coração arterial", constituído pela aorta e seus ramos, limitado, num extremo, pela válvula aórtica e, noutro, pelas válvulas venosas, acionado pela retração elástica da parede arterial, ritmicamente distendida pela sístole ventricular.

A respeito deste modelo, o autor menciona o seu encanto e suas dúvidas.

No seu vídeo[6] com Jô Soares, "Os seis corações", explicou de forma mais simples. Há **o coração miocárdico**, que envia o sangue dali para a periferia. **O coração pulmonar**, que envia da periferia para o coração. Cada vez que se enche o tórax e depois se o retrai para movimentar o ar, também se enchem as grandes veias do tórax e do abdômen que depois se retraem; isso funciona como um propulsor. Em suas experiências, ele percebeu que o indivíduo sentado, respirando mais rápido, não só enviava mais ar para o pulmão, o que seria o esperado, mas também mais sangue. Este sangue tem que retornar rapidamente para o coração direito, porque senão a pessoa não poderia fazer exercício. Os músculos da respiração funcionam como um propulsor para o avanço do sangue.

Os outros corações seriam **os dois membros inferiores e superiores**. Ao se querer dar o passo, *pelo que entendi*, relaxa-se a musculatura dos membros, e com isso as veias com válvulas se enchem, e ao dar o passo mesmo, as veias são comprimidas, ou se contraem, propelindo o sangue nelas contido.

Pergunto como, neste modelo, fica a situação da pessoa que não faz exercício ou não pode se mexer, ou não tem os membros?

---

[6] Disponível em: https://www.youtube.com/watch?v=Z82OaMD1mv. Acesso em: novembro de 1998.

**Algumas ilações** (inferências) **fisiopatológicas do autor.**

O modelo proposto para o aparelho circulatório, constituído por uma sequência de bombas aspirantes, prementes, possui aspectos interessantes, quando analisado à luz da fisiopatologia circulatória e respiratória.

Ao passar **do repouso para o exercício,** quando se passa a exigir um alto débito sanguíneo para os membros, estes próprios membros passam a gerar a circulação por eles exigida. Há experiências de laboratório com animais que também demonstram isso.

Sobre o "coração abdominal": **as operações com incisões próximas ao diafragma** prejudicam a eficiência respiratória dos pacientes, tanto quanto as operações do tórax. Estas operações neutralizam, pela dor da incisão, o "coração abdominal", com a mesma eficiência com que neutralizam os "coração pulmonar".

Fato curioso a extrema **dispneia dos enfisematosos** em face do exercício físico quando os bronquíticos, em média pacientes bem mais graves, toleram exercício equivalente. Será que **a retificação das cúpulas diafragmáticas, própria dos enfisematosos,** desligando o "coração abdominal" e o "coração pulmonar", não está na raiz do fenômeno? Um bronquítico, mesmo em quadros avançados, mantém boa curvatura das suas cúpulas diafragmáticas, a não ser que haja associado um importante componente enfisematoso.

Há a possibilidade dos movimentos cíclicos da pressão intraperitonial influenciarem o retorno venoso hepático. Um atleta treina o seu fígado tanto quanto os seus músculos. O crescimento da circulação hepática parece ser característica do bom condicionamento físico. Será que um bem treinado "coração abdominal", com mais amplas e mais vigorosas incursões diafragmáticas com uma mais eficiente contração da musculatura da parede anterior do abdômen, não assegura **melhor retorno venoso à circulação hepática?**

"O coração arterial" também leva a digressões. Verificou-se que o aumento da pressão arterial sistólica, acima dos 50 anos de idade, praticamente não se observa em homens com atividade física regular (Mellerowicz). Mario Rigatto indaga: será que **o treinamento físico assegura um bom treinamento à elasticidade das paredes arteriais?**

Tem se estabelecido programas de treinamento físico para indivíduos que sobrevivem a um **infarto de miocárdio.** Observou-se a **sensível melhora circulatória dos pacientes, em face do exercício físico.**

E discretos progressos no desempenho do coração. Dr. Rigatto: "estes pacientes têm mais possibilidades de desenvolver as potencialidades de seus corações acessórios; o coração pode estar já marcado pela doença" (informação verbal). No seu parecer, o mais provável é que **a substancial parte do progresso observado se deva à melhora dos corações periféricos.** Que na civilização moderna são mantidos ociosos e em má forma, pelo sedentarismo.

No campo esportivo: um bom atleta, do ponto de vista circulatório, é aquele que possui um bom retorno venoso. Em face do exercício, regularmente praticado, o coração aumenta de peso, aumenta sua massa muscular. Este aumento prepondera no coração direito, que tem diretamente sob sua tutela o retorno venoso. Tudo parece indicar que **o adequado treinamento dos corações periféricos tem muito a ver com a excelência deste retorno.** Rigatto, "Os seis corações".

Dou-me conta agora que se um paciente tiver o seu coração enfraquecido por lesão prévia, um infarto, por exemplo, e as coronárias desgastadas por concomitante diabetes mélito, inviabilizando a colocação de um stent, poderia se trabalhar os corações secundários, ou acessórios. Exercícios respiratórios, aumentando a ventilação e a expiração, exercícios abdominais e diafragmáticos, exercícios com os membros inferiores e superiores, e de alguma forma a periferia, de modo que a rede vascular, incluindo a arterial, possa responder. Quanto ao coração, trabalhar a alma e as emoções, porque é dali que provêm as lesões. E diminuir as medicações, que podem levar à insuficiência renal.

***Sobre o humor e a agudeza de espírito do autor.*** O Dr. Mario Rigatto põe em dúvidas a legitimidade do coração como sede do amor, na sua transição de cardiologista para pneumologista. Indaga: "Afinal de contas, o que pode o amor fazer ao coração? Acelerar-lhe um pouco a frequência? O pulmão tem muito a ver com a nossa vida afetiva. Pois não é com o pulmão que nós rimos? Não é com o pulmão que choramos? Não é o pulmão que soluça? Não é do pulmão que partem todas as interjeições afetivas, de onde nascem todos os ais de amor?" Pondera, junto aos colegas cardiologistas: "o que pode uma discreta taquicardia sinusal comparada à respiração arfante de uma mulher apaixonada?". Concilia: "Mas, quer no coração, quer no pulmão, o de que falamos é muito bom, é amor" (Rigatto, *Médicos e Sociedade* (*livro*) e "Os seis corações").

**Pode-se surgir a indagação. Se o coração não é o responsável pela circulação do sangue, qual é o seu papel?**

**Qual a sua importância?**

Vou listar algumas coisas, entre coisas que compreendo e coisas muito complexas cuja dimensão não alcanço totalmente. Em parte depende do linguajar do autor. Mas estou tirando de memória. Vou iniciar com dados mais simples que sei ou penso que sei.

Wesley Aragão, médico, professor de Antroposofia, costumava dizer que o coração é um grande olho. Enxerga tudo.

O coração está relacionado ao nosso Eu.

O coração é o nosso centro. O centro físico e anímico-espiritual.

O coração é o nosso órgão crístico. A morada do nosso Santo Cristo Pessoal. É o ponto de cruzamento da lemniscata (o oito) que liga o macrocosmo com nosso microcosmo. Pode se dizer assim? O coração é nosso contato com o Cosmo.

Dos mantras dos chakras, começa-se com o do coração: centro de irradiação.

O coração tem a ver com a coragem, a verdadeira coragem.

O coração tem a ver com o altruísmo, a veracidade, a sinceridade, a pureza, a bondade.

O coração é essencialmente um órgão de amor.

O coração é um órgão da moralidade, que tem a ver com a Ordem Cósmica, não com a religião. É o órgão da integridade. (em parte baseei-me em Collotd'Herbois).

Tem a ver com o temperamento colérico. Que não é igual à manifestação colérica.

A ver com o nosso fazer, com nossa vontade.

Com a raiva justa.

Com o calor, com o fogo, com o *fohat*, com o entusiasmo.

.A ver com a compreensão, a empatia.

O coração é o órgão do perdão.

É um órgão mercurial, a ver com a cura.

É um órgão inteligente, que nos aconselha, nos guia, nos orienta.

Tem sabedoria, consegue pensar, assim tem neurônios (Antroposofia e um vídeo).

O coração tem a câmara secreta, com a chama trina de amor, sabedoria e poder.

O coração tem a ver com a pressão no sistema arterial e a aceleração da circulação, não tanto com a circulação propriamente dita. Isso eu li depois em *A Imagem do Homem como Base da Arte Médica*, vol.II, de Husemann e Wolff., 1992.

O coração, pelas suas câmaras, tem a ver com o Corpo Astral.

**O Coração Crístico** (fui eu que dei este nome ao capítulo)

De Husemann e Wolff, vol. III, p.883-886. Nem sempre o linguajar ou o conteúdo são fáceis. Tentando pinçar algumas coisas importantes e mais fáceis de entender. Coloco o parágrafo e esquemas depois, em alguns lugares. Ou frases mais simples.

O coração é o órgão central do homem médio, assim como o fígado é o órgão central do homem inferior. No coração centraliza-se aquilo que, proveniente do metabolismo, ascende do homem inferior pelo sangue para entrar em contato com o mundo por meio do pulmão e da cabeça. O coração é intermediário entre "em cima" e "em baixo", entre o externo e o interno, o que resulta numa vida anímica centralizada no meio e, ao mesmo tempo, relacionada com o meio ambiente (baseado em Husemann e Wolff, p. 884).

"É pelo coração que toda a atividade do homem inferior é percebida e transformada, sendo que a base física deste processo é o represamento do sangue no coração. O coração absorve o calor que se forma pela intervenção do Eu no metabolismo. Torna-se o órgão calórico propriamente dito, pelo fato de o Eu perceber por meio dele os diversos graus de calor no sangue das diversas correntes sanguíneas que nele desembocam, e de ele tender a um calor médio" (Husemann e Wolff, p. 884).

"A partir do coração flui o calor anímico para o nosso processo de pensar, que sem ele permanece abstrato e morto. É no coração que se iniciam os processos que levarão à libertação das forças formativas no plano cefálico e que, portanto, só assim possibilitarão um pensar vivo e relacionado com o mundo" (Husemann e Wolff, p. 884).

Pensar vivo ← calor anímico ← Coração.

Pensar neurossensorial (NS) → no coração se libertam as forças formativas do plano cefálico, para que o pensar não permaneça morto e abstrato.

"Porém, o coração também transmite aquelas correntes que levam a partir do processo cognitivo da cabeça à realização através da vontade, isto é, à vida moral. Só quando o preceito foi 'movido no coração', quando o coração se interessou calorosamente pelo preceito, o Eu acha o caminho ao agir humano que se incorpora à comunidade social. Por este modo, calor anímico se transforma nos processos de calor físico, de volição e do movimento" (Husemann e Wolff, p. 884).

Pensar (do NS) → coração → vontade, fazer, vida moral..

Com calor e entusiasmo, coração movido e interessado, o Eu leva ao agir, que se incorpora à comunidade social

Calor anímico → calor físico → volição e movimento.

*Perguntas e observações minhas: o autor juntou a vida moral à realização e vontade. Pressupõe-se então que a realização deva estar associada à vida moral? Para nós sim.*

*O agir deve necessariamente levar à comunidade social?*

*O autor ligou o coração ao querer, ao fazer, ao movimento. Pode se estranhar porque associamos o querer e o fazer ao metabólico-motor. Claro, parte-se do coração.*

*Escrevo a seguinte frase porque tive tanta certeza de ter entendido assim. Embora agora não ache mais a frase-fonte:*

**O coração ou o amor pode então atenuar o endurecimento e o degenerativo do sistema neurossensorial** (SNS). *Considerei essa questão muito importante: tem a ver com nossa saúde. O outro fator seria o movimento. Uma paciente perguntou: "mas de onde vem esse degenerativo?" Em relação ao laudo do exame radiológico. Então, movimento e o amar ou movimento e calor atenuam.*

"O Eu vive no sangue, mais precisamente no calor constante do sangue. O Eu que se transmite, que se irradia no mundo, também tem de se afirmar na sua vida interna frente ao mundo" (Husemann e Wolff, p. 884).

FUNDAMENTOS EM ANTROPOSOFIA E DICAS PARA A SAÚDE E MEMÓRIA

O Eu metabolismo se apoia no sistema hepatobiliar, enquanto no homem médio se encarna por meio do coração, e se constitui assim no centro do centro, sendo dessa forma **o coração o órgão do Eu propriamente dito** (baseado em Husemann e Wolff, p. 884).

A partir do coração, o Eu irradia para dentro do sangue e todo organismo hídrico. O Eu se combina a partir do coração especialmente com o corpo etérico (baseado em Husemann e Wolff, p. 884).

"Na vida anímica, transmitida pelo sistema rítmico centralizado no coração, o homem se abre pelo sentimento às sensações do mundo exterior e, no encontro com o mundo, chega ao sentimento do Eu. Pelo coração desenvolvemos nossa consciência para a vida terrena, que por Rudolf Steiner é caracterizada como uma consciência do centro" (Husemann e Wolff, p. 884).

No plano cefálico, o Eu serve-se da consciência ao pensar. Através do coração, o Eu atua pressentindo, consentindo, pós-sentindo. A partir do pulmão, o Eu tende a um meio termo entre simpatia e antipatia. Sentimentos positivos e negativos podem, então, se tornar frutíferos para a vida (baseado em Husemann e Wolff, p. 884).

"Movida no coração, a simpatia, na vibração positiva, pode levar ao conhecimento, através da distância adquirida" (Husemann e Wolff, p. 884).

O homem cardíaco sadio baseia sua vida anímica no elemento calórico permeado pelo Eu (baseado em Husemann e Wolff, p. 884).

O homem cardíaco sadio tem uma natureza calorosa, que transmite aos outros um calor cordial (baseado em Husemann e Wolff, p. 885).

"Em sua coragem as forças volitivas hepáticas sofrem uma metamorfose superior, ao nível da vida emocional"(Husemann e Wolff, p. 885).

Seu temperamento colérico, que se nutre das forças do sistema biliar e se desdobra a partir do coração, distingue-se das erupções coléricas do homem hepático (baseado em Husemann e Wolff, p. 885).

"A ira nobre é uma ira do coração" (Husemann e Wolff, p. 885).

O coração é o órgão da consciência pelo qual o Eu põe seu almejar e agir em uníssono com o mundo espiritual. Isto se mostra já na coragem (baseado em Husemann e Wolff, p. 885).

Coragem, com responsabilidade e consciência, é coragem do coração (p. 885).

O que permite reconhecer que a força arquetípica do coração é o amor (p. 885).

"No amor confluem todas as forças polares e tendências da alma" (p. 885).

"Todo homem irado que quer ter algo diferente no mundo pode transformar no coração sua ira infrutífera em amor frutífero, quando as forças purificadas dos seus desejos e vontades se permeiam com a percepção e consciência do mundo" (Husemann. e Wolff, p. 885).

"Assim, sua força íntima pode tornar-se criativa para a transformação do conteúdo do mundo percebido, ao entregar-se a si próprio, tornar-se criativo sem violentar o objeto" (Husemann e Wolff, p.885).

No coração, ira infrutífera se transforma em amor frutífero (reforçando).

A alma do intelecto ou da índole, que tende à harmonia com o universo e na qual surge primeiramente a força do amor, desdobra-se a partir do coração e do pulmão, tendo suas raízes no sistema hepatobiliar (baseado em Husemann e Wolff, p. 885). A alma da índole tem aqui uma correlação mais íntima com o coração, e a alma do intelecto com o pulmão.

"Sístole e diástole cardíaca correspondem à inalação e exalação do órgão pulmonar".

Na contração da fase sistólica, o polo cefálico tende à forma. Na expansão da fase diastólica, o polo do sistema metabólico e dos membros tende a dissolução (p. 885).

. "Em última análise é o Eu que, respectivamente na pausa sistólica e diastólica, intervém no coração a partir do sangue e introduz o movimento oposto. No coração podemos encontrar, desta forma, o centro de toda a procura por equilíbrio, em volta do qual o Eu novamente luta por um meio entre os extremos. Através desta luta, o Eu conquista mais espaço, dentro do qual pode irradiar mais fortemente. **Assim toda polaridade pode levar à acentuação da atividade do Eu, sobre o qual se baseia todo e qualquer desenvolvimento anímico**" (Husemann e Wolff, 1987, p. 885-886).

"De maneira intensificada e centralizada em oposição ao pulmão, apresenta-se, pela ação do coração, primeiro um, depois outro polo, sendo que as manifestações de um polo logo são respondidas e equilibradas imediatamente no sentido do polo oposto" (Husemann e Wolff, p. 885)."É o Eu que intervém na pausa sistólica e diastólica, buscando o equilíbrio, levando ao movimento oposto. Através dessa luta conquista espaço - irradia mais fortemente. **No coração está o centro de toda a procura por equilíbrio"** (Husemann e Wolff, p. 885).

*A polaridade é praticada no nosso canto, na euritmia e também no tai chi chuan.*

### Coração, órgão da cordialidade

Artigo de Walther Bühler, de suas palestras, rico e instrutivo

Sublinho, para destacar, embora eu não goste disso, porque endurece. A ver com o coração como órgão rítmico.

Fez o pessoal **conhecer o coração também como um órgão sen-sorial, participando do sistema neurossensorial**. Ele falando: "É um órgão que tem a faculdade de fazer uma imagem do movimento do sangue e da composição do sangue. Vocês veem que ele participa de um polo do homem, na vida representativa, e participa do outro polo, na vida volitiva, na vida dos membros e do metabolismo" (Bühler, p. 38). Continua:

"Entretanto, ao indagarmos **qual**, enfim, seja a **força básica do coração**, devemos dizer: **é o *ritmo***! É essa possibilidade de manter o equilíbrio, de compensar, de ter sempre a visão de ambos os lados, entre a contração e a dilatação. Considerem, vocês, o seguinte: o coração deve parar o sangue, e é no coração que o sangue readquire movimento. Entre inércia e movimento, o coração deve manter o equilíbrio![...](Bühler, p. 38).

"O coração trabalha como unidade com suas duas partes diferentes, pois na realidade ele é constituído por 'dois corações'. De fato, existe um coração direito que trabalha independentemente, inserindo-se na circulação venosa e enviando o sangue ao pulmão, e existe o coração esquerdo. Este, talvez, poderia situar-se em outra parte no hemitórax esquerdo, onde também funcionaria. Dois corações trabalham constantemente em conjunto e formam uma unidade superior. Deste modo, a esquerda e a direita são constantemente conduzidas ao equilíbrio. Quanto à grande circulação, o coração é orientado a todos os órgãos, e toda a vida orgânica interior do ser humano. Na pequena circulação, entretanto, na qual o coração coleta todo o sangue e o envia ao pulmão, ele está em relação com o mundo exterior. É aí que o sangue entra em contato com a atmosfera, ou seja, com o mundo exterior sob a forma de ar. Novamente, o coração tem de manter o equilíbrio entre interior e exterior, entre os órgãos do corpo, aquilo que o sangue coleta dos órgãos, e o órgão pulmonar que se abre ao mundo exterior" (Bühler, p. 38).

"O coração deve manter-se sempre no meio e gerar harmonia, entre interior e exterior, entre alto e baixo, entre esquerda e direita. Para ser capaz disto, o coração deve ser – poderíamos dizer – como um músico. Pois, como poderia criar harmonia sem ter sensibilidade musical? Deveria possuir uma fina capacidade de empatia. E de fato, uma terceira força básica da nossa atividade anímica inconsciente da qual vive o coração é a força do sentir" (Bühler, p. 38-39).*O autor já vinha com o assunto de outras palestras.*

Sobre alguém ser corajoso. "Para executar suas funções, o coração não precisa apenas de uma força que volitivamente aciona o músculo cardíaco, mas de uma força que enfrenta o trabalho com real coragem – diríamos até com um certo entusiasmo" (Bühler, p.39). O coração trabalha com um ânimo vital muito grande. Como é possível saber que o coração tem coragem vital? Percebendo a situação oposta: quando o coração adoece, quando surge a angústia cardíaca, a angina pectoris, que provoca dores terríveis e faz nascer o medo de morte (baseado em Bühler, p. 39).

"O coração observa tudo, participa de tudo. Por outro lado, **a força anímica inconsciente do coração esmorece com o tempo, se não encontra eco em uma índole cultivada pela devoção, pelo amor e pelo entusiasmo por genuínos ideais.** Se, além disto, levamos uma **vida sem ritmos ou se somos obrigados a nos comportar de modo pouco harmonioso,** porque a vida, com as atuais condições da civilização e de nossas profissões, o exige de nós, **então até mesmo o mais perfeito coração falha**" (Bühler, grifos meus).

*Tem mais um dado importante, vital, logo abaixo.*

**O "TORNADO"** no nosso coração, de Frank Meyer, revista da ABMA

**Rudolf Steiner, em 28 de novembro de 1907,** durante uma palestra pública sobre as teorias a respeito do coração e da circulação, **afirmou que, num futuro não muito longínquo, descobrir-se-á que a circulação do sangue vem de algo que é completamente diferente ao coração, e que o coração é movimentado pela circulação do sangue** (baseado em Meyer, 2008).

**Cem anos após:** "Médicos da Mayo Clinic em Scottsdale, Arizona, pesquisaram o movimento do sangue num coração natural, latejante, por meio de uma técnica especial de ultrassom de alta resolução, capaz de fazer o número incrível de 200 fotografias por segundo. Com isso, e pela primeira vez, se puderam visualizar microestruturas e mudanças fugazes no fluxo do sangue. **Observou-se que o sangue, contrariamente a tudo o que se supunha até hoje, não detém a sua circulação depois de entrar no coração, para ser expulso desse órgão pela força da contração muscular seguinte.** Pelo contrário, durante todas as fases da ação cardíaca o sangue se encontra num movimento permanente, altamente dinâmico! No ventrículo se forma uma corrente em redemoinho da qual depende a força correspondente do coração. **A situação não depende da força muscular do coração,** mas do movimento incansável, em redemoinho, jamais suspenso, do sangue que entra no órgão. **'Estas descobertas estão numa oposição à concepção de que o coração é uma bomba que impulsiona o sangue desde o ventrículo esquerdo para o corpo,** enquanto que na fase de relaxamento ele se preenche novamente com sangue. Em lugar disso, o intenso turbilhão durante a fase inicial da contração cardíaca nos ajuda...para uma nova compreensão do movimento dessa turbulência no coração, uma força no fluxo que determina quão potente é o coração de cada indivíduo', lemos numa **formulação da Mayo Clinic de 20 de fevereiro de 2007.** Numa outra declaração da equipe de pesquisadores em torno do cardiologista Bijoy K.Khandheria, a corrente em turbilhão é comparada com um '**tornado no coração**', que leva este órgão a soltar novamente o sangue com um 'movimento como o de desparafusar'" (Meyer, 2008, p.6).

"O Prêmio Nobel de física americano Richard Feynman (1918 – 1988) caracterizou a nossa compreensão das turbulências como 'o problema insolúvel mais importante da física clássica'. Tem isso a ver com que em turbilhões e outras turbulências flui, nas palavras do físico Theodor Schwenck, 'a sabedoria do universo'? O que vive no olho do ciclone? O perpétuo tornado no nosso coração: um portal para outro mundo? O progresso na consciência nos últimos cem anos se mostra, por acima de tudo, em que essas perguntas no século XXI não são mais um assunto exclusivo do misticismo e da poesia, mas da ciência" (Meyer, 2008, p.7).

*É um alívio para nós estes dados, para mim, especialmente, que iria mostrar o trabalho sem mencioná-los. Então a medicina já chegou a este ponto. Voltando um pouco atrás no artigo:* "Quem queira compreender os movimentos no organismo apenas como consequência de interações mecânicas, cai hoje forçosamente no modelo do coração como uma bomba. Pois um movimento próprio, um automovimento do sangue, só se torna possível porque o anímico-espiritual compenetra o organismo. A concepção de Steiner sobre o coração tem como fundamento **uma imagem monista** do homem: matéria e espírito não olhados como esferas que existem de maneira separada, mas como uma unidade que possibilita inter-relações corporais, anímicas e espirituais inseparáveis, inter-relacionados de múltiplas formas" Meyer, 2008. p. 4). Monista: unidade.

"Das reações dos especialistas, se torna visível que estes resultados, ainda tão recentes, terão sérias consequências sobre as 'teorias científicas sobre o coração e sobre a circulação do sangue', tal como foi previsto por Rudolf Steiner faz um século" (Meyer, p. 7). "A imprevisibilidade literal dos turbilhões é conhecida por nós de fenômenos meteorológicos (tornados, tufões). Ela acontece com um alto grau de regularidade das estruturas que aparecem espontaneamente, que se auto-organizam e se conservam" (Meyer).

### Sobre a polaridade das doenças cardíacas:

"O que é animicamente frio se torna, então, no coração, estreiteza e dureza; o coração entra em espasmo, estreita seus vasos e, finalmente, se calcifica. Podemos dizer que, de certo modo, ele empalidece interiormente" (Bühler, 1955, p. 41-42).

> Quando, no entanto, é o metabolismo que exige demais do coração, por exemplo, o fígado, quando a pessoa come ou bebe demais, então o coração 'amolece' aos poucos, se alarga ou acumula gordura, não conserva mais sua forma. Ao invés de se petrificar, nesse caso ele corre o risco de se dissolver. Instalam-se, então, as doenças inflamatórias, talvez uma miocardite que inclui sempre o perigo de uma dilatação cardíaca. Ocorre algo como um 'coração grande' orgânico, do mesmo modo que a angina pectoris, o espasmo vascular, é um estreitamento, um 'coração duro' orgânico (Bühler, 1955, p. 43).

*Eu nunca consegui entender o porquê de uma miocardite. Dentro deste contexto, fica mais fácil.*

De Antonio Marques (2013, p.108): "O coração por si não é o causador de sua doença. Ele é o órgão arquetípico da saúde; as causas da cardiopatia têm de ser procuradas nos dois polos do organismo: na cabeça ou no metabolismo".

Também acrescenta o seguinte: "São três os tipos básicos de patologias cardíacas; insuficiência cardíaca congestiva (ICC), infarto (e angina pectoris) e perturbações do ritmo. Uma polaridade patológica se manifesta entre esclerose e inflamação, sendo encontrada também em outros órgãos [...]".

Aproveito para acrescentar o seguinte do autor, em relação ao infarto. "Culpar o colesterol por isso é um erro, porque o indivíduo com uma vida normal não apresenta aumento do colesterol. A própria alimentação dosada não altera o nível de colesterol, que é a base para a formação de vitamina D, dos hormônios sexuais, dos hormônios das suprarrenais e dos sais biliares. Portanto, ele é uma substância necessária ao organismo, e chega-se a produzir 100 g/dia, sendo que essa taxa não varia muito. O que acontece é que, no indivíduo inserido no moderno ritmo estressante de vida, **o colesterol não é metabolizado em seus produtos finais; ou seja, o próprio colesterol permanece em excesso por falta de uso, e por isso se acumula e leva à 'esclerose'.**" "Uma vida normal não leva a acúmulos nem à esclerose. A tentativa de baixar o nível lipídico no infarto não tem significado terapêutico, como demonstram experiências em ratos" (Marques, p.109).

**De Eugen Kolisko, "Não é o coração que propulsiona o sangue, mas o sangue o coração – Um estudo fisiológico", de revista da ABMA, outono, 2010.**

Pensei em encerrar o assunto sobre a "bomba", o capítulo e o trabalho, mas fui reler o artigo, e achei os dados importantes e fundamentais demais para os deixar de fora. O autor, a quem a gente já conhece, faz os *links,* a construção das situações, **até chegar a um final imperdível.** Vou incluir alguns parágrafos ou algumas frases. Pode ser que fique um pouco solto. Ou perco alguma conexão. *Recomendo uma pausa, antes de continuar.*

Harvey teria inaugurado uma física voltada ao âmbito do que é vivo.

**Para o sangue se movimentar, são absolutamente necessárias influências "vitais", situadas principalmente nos pequenos vasos** (baseado em Kolisko, p. 15).

E não se deve apenas contentar-se em comprovar "influências vitais" nos pequenos vasos, **mas tem que se dirigir o olhar para a amplitude**

**total do problema da circulação**, para a totalidade dos movimentos dos líquidos no vegetal, no animal e no ser humano (baseado em Kolisko, p. 15).

> Por isso não ter sido entendido, que, para se entender a circulação, é preciso lançar mão de tudo o que está ao redor das manifestações da vida, depois da descoberta da circulação por Harvey, os conceitos mecânicos que então se formaram foram aplicados indiscriminadamente à biologia.

Na época: pulmão, um fole, rim, um filtro, estômago, um triturador de alimentos, coração, uma bomba. "O coração equivalente a uma bomba é um pedaço da armadura dessa câmara de tortura iatromecânica do organismo humano. Nós, todavia, vamos considerar o todo" (Kolisko, p. 15).

Não se pode apenas observar a condensação do coração plenamente desenvolvido no ser humano e no animal, e a ele aplicar a representação da bomba. Quem o faz, jamais conseguirá compreender a circulação sanguínea (baseado em Kolisko, p. 15).

"**A circulação é um fenômeno primordial da vida. Não existe manifestação de vida sem um fluxo de líquido.** Até mesmo a simples célula demonstra isso. Há fluxos que vão em direção às membranas da célula, onde ocorrem processos mais voltados ao polo da morte".

"Pois, onde um organismo se delimita com o exterior, ocorre um processo de morte. No entanto, quando se pretende manter a vida, é para ali que deve dirigir-se o fluxo refrescante de nutrientes" (Kolisko, p. 15)

"A vida é um contínuo impedimento da morte. O fluxo de líquidos substitui o que morre em direção ao exterior. **Fluxo e crescimento da seiva são inseparáveis**" (Kolisko, p. 16).

"O simples fato de tudo o que é vivo estar vinculado à nutrição e respiração provoca a formação de um fluxo de nutrientes e uma sucção pelas partes do organismo que, pelo seu funcionamento, estão continuamente morrendo. O que foi consumido é eliminado, oxigênio e nutrientes são sugados. Nisso já se nota o fenômeno da ritmicidade da circulação. Vida é um contínuo renovar-se do organismo. Por isso o fluxo de líquidos é um fenômeno primordial da vida" (Kolisko, p. 16).

"A circulação existe antes do aparecimento do coração." (Kolisko, p. 16).

Na evolução do embrião ocorre uma circulação antes da formação do coração. **O coração vai se formar posteriormente, a partir do sangue circulante** (baseado em Kolisko, p. 16).

FUNDAMENTOS EM ANTROPOSOFIA E DICAS PARA A SAÚDE E MEMÓRIA

"Entretanto, mesmo quando observamos a circulação plenamente desenvolvida do ser humano, a mera representação mecanicista fracassa. A tentativa de compreender o movimento do sangue somente pela hidrodinâmica foi malsucedida [...]" (Kolisko, p.34).

Karl Hasebroek (1914), do seu livro 'Sobre a circulação extracardíaca do sangue' (em alemão): "O fluxo capilar é autônomo. Sua velocidade depende da intensidade do processo vital nos tecidos, e não de seu diâmetro maior ou menor. Desconsiderando seu tônus, também as artérias evidenciam fenômenos de pulsação ativa" (Kolisko, p. 17).

Ainda do referido autor: a parte extracardíaca do sistema vascular tem um papel tão importante quanto o do coração (Kolisko, (p. 15). Comenta também que, **ao invés de uma bomba, haveria um número infinito delas** (baseado em Kolisko, p. 18).

"Em todo caso, a verdade é que todo esse movimento rítmico contrátil não pode ser imaginado sem a função viva dos órgãos, que absorve o sangue. **Toda função de um órgão faz o sangue afluir a ele.** Quanto mais intensa for a função, tanto mais se desenvolve o sistema afluente. A função do órgão absorve o sangue"(Kolisko, p. 18).

Isto significa que a função dos órgãos provoca a circulação? Significa que a totalidade das funções vitais, o corpo vital, faz o sangue fluir (baseado em Kolisko, p. 18).

"**O sangue é autônomo em seu movimento. Não se pode pensá- -lo em repouso, de modo a ser propelido apenas posteriormente por um motor, mas ele se move desde o início.** Quanto mais os órgãos se diferenciam, quanto mais eles se desenvolvem em suas polaridades, tanto mais complexa tem de ser a circulação, e tanto mais significativa precisa ser a complexidade da musculatura da parede" (Kolisco, p. 18).

"Os órgãos dos animais apontam para uma diferenciação igualmente múltipla do âmbito anímico. Afinal, o âmbito anímico não está separado dos órgãos, mas serve-se deles para tornar-se consciente. **Portanto, desenvolvimento dos órgãos e desenvolvimento da alma é a mesma coisa.** Pois uma determinada evolução de qualquer sistema orgânico está vinculada simultaneamente com uma determinada evolução das funções anímicas (p. 18).

"A circulação desenvolvida ao máximo também é a expressão do desenvolvimento máximo da alma; **então o sangue é sugado de maneira harmoniosa por todas as partes e surge a maravilhosa estrutura do coração, como resultado da atuação conjunta de todos os órgãos peri-**

**féricos.** O coração somente pode ser entendido a partir da periferia, jamais a circulação a partir do centro, do coração" (p. 19).

"**A vivência anímica do ser humano, principalmente sua vida de sentimentos, está intimamente vinculada com os movimentos do sangue.**". "Todos os sentimentos fazem o sangue fluir em determinadas direções. Alegria, dor, raiva, medo, vergonha, estão ligados com determinados movimentos do sangue. Tendo por base esses processos corpóreos da circulação, nosso eu toma consciência desses processos emotivos. Nossas representações mentais também não deixam a circulação do sangue indiferente. Quando imaginamos um movimento de nossos membros, o sangue flui até eles, quando esforçamos o pensar, o sangue flui para o cérebro e os órgãos abdominais, quando imaginamos um limão, as glândulas salivares começam a funcionar, e elas absorvem mais sangue" (Kolisko, p. 19).

Sempre que a representação se ocupa com um âmbito orgânico qualquer, faz o sangue fluir para aquela região. "Nosso elemento anímico vive continuamente nos órgãos e podemos afirmar, a partir de simples fenômenos: ele movimenta o sangue. Portanto, sentimentos e o despertar de representações de determinadas regiões de órgãos na consciência sempre estão vinculados com a circulação" (Kolisko, p. 19).

"**O desenvolvimento global dos órgãos é, ao mesmo tempo, expressão do desenvolvimento da alma.** Pois, além de seu significado puramente fisiológico, descrito pela ciência atual, os órgãos também possuem um significado psíquico. Quando eles surgem, liberta-se algo anímico. Mas isso continua atuando neles. A circulação constitui a relação, o equilíbrio entre os órgãos do sistema metabólico e do sistema neurossensorial e assim também entre os opostos do âmbito anímico, entre representação e volição" (Kolisko, p. 19; o autor citou outra referência, em alemão).

"Por outro lado podemos notar como o desenvolvimento dos órgãos na escala animal corresponde à evolução da alma, e com isso fica claro que é a formação do âmbito anímico que faz a circulação tornar-se cada vez mais complexa" (Kolisko, p. 19).

"**O coração só pode ser compreendido a partir da atuação conjunta de toda a periferia.** Basta considerar a influência que o desenvolvimento dos pulmões tem sobre a formação do coração. A subdivisão do coração quanto ao seu comprimento é resultante do desenvolvimento pulmonar. Quanto mais se respira ar puro, tanto mais o coração se divide (não entendi bem essa, mas acho que o parágrafo seguinte dá a dica).*O Dr.* Mário *Rigatto*

FUNDAMENTOS EM ANTROPOSOFIA E DICAS PARA A SAÚDE E MEMÓRIA

*relaciona o respirar mais com mais sangue que é propelido.* Da mesma maneira se mostra a separação em duas cavidades como uma expressão do desenvolvimento da polaridade superior/inferior" (Kolisko, p. 19).

"Depois de o ar permear o sangue a partir dos pulmões, quando o sangue começa a ser arterializado, ocorre a separação dos lados direito e esquerdo do coração. Seria uma tarefa à parte demonstrar também a relação entre esse impacto causado pela respiração do ar na circulação e o desenvolvimento da alma. **Em todo caso, também fica evidente como a estruturação da periferia permite que ao mesmo tempo surja no centro o coração, como a maior obra de arte do organismo**" (Kolisko, p. 20).

"Quem afirma que o coração propulsiona a circulação como uma bomba não considera que **essa assim chamada bomba tem sua origem no sangue**. O conceito de bomba se anula quando a própria bomba resulta do líquido bombeado" (Kolisko, p. 20).

"No caso do coração é preciso entender como seu funcionamento aparentemente mecânico é obra da polaridade existente nas manifestações da vida, sim, como a evolução da alma, que estrutura o organismo para ser cada vez mais um instrumento de sua conscientização, se manifesta no desenvolvimento da circulação" (Kolisko ,p. 20).

"Todos os espessamentos das paredes vasculares são apenas consequência da função e diferenciação aumentada dos órgãos. Assim como na hipertrofia cardíaca a função aumentada na periferia faz surgir uma 'bomba' mais potente no coração, este, como um todo, surgiu a partir da periferia, em razão da circulação sanguínea cada vez mais complicada. Do mesmo modo como o aumento da função faz surgir capilares e espessa as paredes arteriais, também surgiu todo o aparelho vascular. **Mas a verdadeira força motriz é o elemento espiritual anímico, o qual, em última instância, só consegue chegar à consciência por meio de um desenvolvimento de órgãos diferenciados e polares**" (Kolisko p. 20).

Quando a circulação do sangue foi descoberta, aplicava-se os conceitos mecanicistas ao organismo humano com uma certa naturalidade. "Queria-se compreender tudo, inclusive o ser humano, como máquina. Afinal, máquina é compreensível" (Kolisko, p. 20).

"Os conceitos mecanicistas fizeram-se necessários para libertar das representações confusas da antiga medicina. Hoje em dia, independentemente de tais representações, pode-se compreender novamente o organismo humano como um portador do elemento espiritual anímico. **Então, no lugar** da doutrina do coração como bomba, que aniquila a alma, deve constar a verdade: o sangue, ou melhor, a alma propulsiona o coração" (Kolisko, p. 20). *Viram? Observação: todos os grifos em negrito ou sublinhados foram meus.*

*Sei que ficou longo. Com assuntos tão difíceis e importantes, é difícil resumir.*

## Alguns dados históricos sobre o entendimento da circulação sanguínea e do coração, ( baseados em Husemann e Wolff, volume II, p. 546-551, 1978, 1984, 1992).

Em geral, William Harvey é considerado o descobridor da circulação sanguínea (em 1628) e o fundador dos conceitos atuais. Miguel Servet descreveu a mesma circulação, mas foi queimado em fogueira em 1553. Em Harvey não se encontra ainda uma palavra sobre a teoria mecanística da bomba, pelo contrário, relaciona o coração com o sol, como em uma antiga sabedoria, como a de Aristóteles.

Somente mais tarde a atividade cardíaca foi vista sob aspecto mecânico. Alfonso Borelli (1608-1679) considera a atividade cardíaca como fenômeno mecânico e adota a bomba como modelo do coração. Mas outros pesquisadores contestaram essa visão mecanicista da função cardíaca. J. Muller, conforme Dr. Antonio Marques, em 1833, pesquisando embriões, observou que o sangue circula sem coração, o que levou M. Mendelson, em 1928, a propor que "o coração é um órgão secundário; o coração não é um motor, é um regulador" (Marques, p. 101).

Lorenz Oken, em 1964, escreveu o seguinte: "O pulsar do coração não é a causa da circulação; é bem o contrário: o coração bate em consequência da circulação".

E Thompson, em 1948, verificou que, "após a paralisação do coração do cão com choque elétrico, a circulação continuava a fluir" (Marques, 2003, p. 101).

"É o fluxo sanguíneo que transmite o impulso ao coração, e não vice-versa". "O coração não é uma bomba, e sim um órgão sensorial e 'represador' (controlador do fluxo sanguíneo" (Marques, 2003, p. 101s).

Voltando a Husemann e Wolff:

O ponto de vista "puramente" mecanicista só se impõe em meados do século XIX.

Wolffs e Panders revelam que no embrião do pintainho o sangue se forma em uma área vasculosa antes que o coração comece a bater, e que o sangue da periferia dessa área vasculosa já corre em direção ao coração antes que este comece a bater.

As velhas comparações entre sístole-diástole e bombas, embora corretas, não abrangem o processo total. Este mecanismo é absolutamente insuficiente para explicar o fluxo vital do sangue em sua via circulatória, porque, se é verdade que a vida contém o mecanismo, o mecanismo não contém a vida.

Atribuído a Goethe: "A vida propriamente dita está nas artérias, na periferia, e o coração é, como nas viagens tubulares, apenas o ponto a partir de que o sentido do deslocamento é determinado".

Depois desta época atribui-se ao conceito mecanística do coração uma validade cada vez mais crescente, passando a ter uma divulgação geral. Faltou quem erguesse a voz para questionar esta concepção ou combatê-la energicamente.

Ottomar Rosenbach (1851 – 1907): "A parte principal da força que move o sangue não é fornecida pelo coração, mas pelo protoplasma dos órgãos, pela pele e, especialmente, pela musculatura voluntária, inclusive dos músculos respiratórios".

R. Steiner, em 1907: "Num futuro não muito longínquo, descobrir-se-á que a circulação do sangue vem de algo que é completamente diferente ao coração, e que o coração é movimentado pela circulação do sangue."

O conhecido cirurgião August Bier escrevia em 1922: "Opostamente, mostrei que o movimento do sangue também exige influências "vitais", que residem, sobretudo, nos pequenos vasos, e que a hemodinâmica grosseira que nos é apresentada é falha, quando, ao invés de experiências brutas em canos mortos e nas grandes artérias das cobaias, fazemos estudos baseados em condições naturais, como as que se apresentam diariamente a nós cirurgiões".

Martin Mendelsohn publicou, em 1928: "O coração – um órgão secundário". Escreve: "A ideia do coração ser capaz de realizar sozinho um trabalho tão imenso é de tal modo absurda que é quase impossível compreendermos como sua aceitação pode se manter através dos séculos. No movimento sanguíneo do organismo, o coração atua principalmente como órgão secundário, regulador e ordenador".

Em 1936, Nishi estabeleceu a tese de que a circulação sanguínea não seria totalmente dependente da atividade cardíaca, sendo muito mais um efeito de uma qualidade especial dos capilares que, segundo as leis da Física, atraem o sangue e provocam sua movimentação.

Paul Vogler: "é surpreendente que a Fisiologia, apesar de todos os dados contrários, manteve, durante tão longo tempo, este modelo com todas as suas falhas, e se 'auto-sugeriu' que ele correspondesse à verdade". O autor também se referiu a um engano fatídico de Harvey: a suposição de ser a circulação um sistema tubular fechado em si.

Mario Rigatto (RS), em 1982, no Congresso Brasileiro de Fisiologia, Rio de Janeiro, proferiu a conferência sobre "Os seis corações do homem". No seu artigo homônimo, menciona o pulmão como bomba circulatória; também que as veias dos membros inferiores e superiores impulsionam o sangue.

Husemann e Wolff, volume II, edição brasileira em 1984, reedição em 1992: "Na opinião dos professores modernos e nos manuais atualmente usados, estas exposições e objeções nem sequer são mencionadas, ou o são muito parcimoniosamente. A concepção mecânica de bombeamento do coração como motor da circulação sanguínea domina de modo bastante absoluto".

Em 2008, pesquisas por médicos **da Mayo Clinic, em Arizona**, mostraram que: "No ventrículo se forma uma corrente em redemoinho, da qual depende a força correspondente do coração. A situação não depende da força muscular do coração, mas do movimento incansável, em redemoinho, jamais suspenso, do sangue que entra no órgão. **Essas descobertas estão numa oposição à concepção de que o coração é uma bomba que impulsiona o sangue desde o ventrículo esquerdo para o corpo**, enquanto na fase de relaxamento ele se preenche novamente com o sangue" (Mayer, 2007). **Vide Tornados, três capítulos atrás.**

*Fevereiro de 2020. Algum novo entendimento depois de 2007/8? A dificuldade nisso talvez se deva a que o objeto de estudo da medicina acadêmica seja apenas o corpo físico. A questão anímico-espiritual e a da vida não permeou ainda a mentalidade vigente. Mas o entendimento correto, desde 2007/8, já faz parte da ciência. Ou o assunto é difícil mesmo.*

*Observação: não escrevi estes textos de forma linear temporalmente. Fui os agregando. Pode ser que se tenha certa ideia de caos, mas tentei organizá-los da melhor maneira possível. Há repetições e coisas que poderia não ter escrito. Mas já estão aí. Alguma coisa excluí. Os dados históricos do entendimento da circulação entraram depois de o texto ter sido entregue e aprovado. Revisando os dados do Kolisko, somando estes a outros, vi que estava muito longo. Pensei em deletar tudo dele, e ficar só com o último parágrafo. Refreei-me. Peço perdão aos leitores por cansá-los. E ainda tem os dados do Dr. Antonio Marques, maravilhosos, fantásticos. Vou incluir alguns. Na Terapia Artística dizia-se saber a hora de parar. Mas os achei bons demais. Com problemas do encaixe dos parágrafos.*

## ANASTOMOSES

As anastomoses são formações que servem de ponte, de comunicação entre os capilares venosos e os arteriais.

Essa ligação entre capilares periféricos permite que o organismo possa controlar o calor abrindo ou fechando a passagem entre os vasos. O ser humano, além de estar emancipado do calor existente no meio ambiente possui calor próprio, controla e domina os processos térmicos de uma maneira muito mais completa. Além disso, o ser humano se relaciona com o calor de maneira rítmica através desse sistema circulatório que possui anastomoses. De noite, quando a pessoa dorme, sua circulação periférica está aberta. Com isso há perda de calor e a pessoa precisa se cobrir. Durante o dia, quando o ser humano está em vigília, a circulação periférica diminui e o calor se condensa nas partes mais internas. Os animais apresentam essa regulação do calor em locais muito restritos do corpo" (Milanese, 2007, p. 32).

"Durante a vigília o EU, a personalidade, está situada no cerne do corpo e durante o sono na periferia. Essa alternância de consciência e inconsciência, sono e vigília, permite que o ser humano viva num âmbito rítmico"(Milanese, 2007, p. 32).

"As anastomoses também estão relacionadas com a expressão do ser humano. Quando ele está com vergonha, sua face fica vermelha, as anastomoses estão possibilitando a abertura da circulação periférica. Quando, ao contrário, está com medo, a circulação periférica se fecha. O sistema de anastomoses representa o substrato morfológico da expressão humana e tem relação com o mundo dos sentimentos e com o calor humano" (Milanese, 2007, p. 33).

"Apenas no ser humano é que o Sistema Circulatório atinge uma expressão ligada ao HUMANO e ao EU" (Milanese, 2007, p. 32).

"Nos animais ela só ocorre em locais muito específicos do corpo, mas o ser humano possui uma rede de ANASTOMOSES em toda a periferia corporal". É uma formação "intimamente ligada ao ser humano" (Milanese, 2007, p. 32).

### Sistema Respiratório

Segundo Milanese, existem basicamente três tipos de respiração: a branquial, a cutânea e a pulmonar. "Tomemos uma substância sem oxigênio, por exemplo, o ferro, que é um metal brilhante. À medida que ele vai reagindo com o oxigênio ele vai se oxidando, se transformando numa substância marrom e se tornando um tipo de ferrugem, o óxido de ferro. A crosta terrestre é formada por uma série de óxidos e o elemento mais abundante no solo, na terra onde crescem as plantas, é o oxigênio" (Milanese, 2007, p. 33).

"A expiração, ligada ao gás carbônico, torna o ser humano mais cósmico, menos terrestre, mais sonhador e criativo" (Milanese, p. 33).

"É importante mencionarmos que o oxigênio, que tem relação com o terrestre, apresenta um processo muito mais neurossensorial e o gás carbônico guarda em si um processo mais metabólico e vital" (Milanese, 2007, p. 33).

O sistema respiratório apresenta a seguinte característica

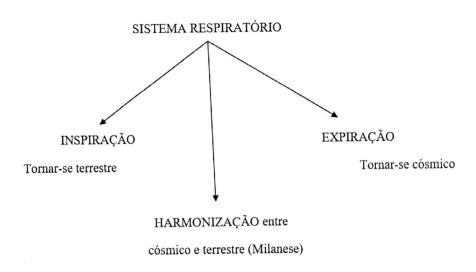

**Do Steiner: O Pulmão** é relacionado com o elemento terra. Guarda em si processos complexos, que transcendem a mera função respiratória. A respiração nos permite formar imagens interiores do mundo, mediante a reverberação do ar no líquor cerebral (citado por Galetesi, 2011).

## Laringe

"O complexo sistema das ANASTOMOSES está difuso em toda a periferia do corpo e tem relação com a humanização da circulação. Esse sistema é diferente de um órgão estruturado; não é simétrico nem diferenciado, mas difuso e pertence ao sistema cardiocirculatório. As anastomoses têm relação com o aspecto metabólico do Sistema Rítmico" (Milanese, 2007, p. 34).

"A laringe está situada no pescoço, próxima à cabeça. Essa estrutura apresenta uma simetria bilateral. Isso significa que a laringe tem relação com o aspecto neurossensorial do Sistema Rítmico. A laringe também pode ser considerada uma formação animal que foi humanizada pelo fato de ela ser o órgão da fala e do canto, que são virtudes tipicamente humanas" (Milanese, 2007, p. 34).

"As anastomoses, como estruturas mais relacionadas com o princípio metabólico, expressam a vida interior através do próprio corpo. O fato de ficarmos brancos de medo ou vermelhos de vergonha tem relação com as anastomoses. A laringe, um órgão simétrico muito mais ligado ao Sistema Neurossensorial, expressa sentimentos e pensamentos para fora, para o meio ambiente e para os outros seres humanos" (Milanese, 2007, p. 34).

*Faço a observação de que, indo para fora, pela fala e canto, isto é, ao contrário da característica do sistema neurossensorial, que é de fora para dentro.*

RESUMO (Milanese, 2007, p. 41).

"O Sistema Rítmico é formado pelo Sistema Cardiocirculatório e pelo Sistema Respiratório".

"O Sistema Rítmico relaciona o Sistema Neurossensorial com o Sistema Metabólico harmonizando essas duas polaridades".

"O Sistema Cardiocirculatório relaciona a organização com o caos".

"O Sistema de Anastomoses, de caráter metabólico, relaciona sono-vigília, consciência-inconsciência e impressão-expressão".

"A laringe, de caráter mais neurossensorial, expressa pensamentos através da fala e sentimentos através do canto" (*acrescentei duas vírgulas*).

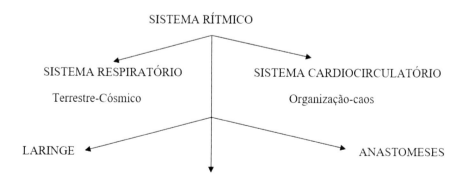

**Figura 11 – Christopher, carregando o Menino**. Para representar o Coração Crístico. Quadro pintado com a terapeuta Almuth Haller, em aula. Canson A3 e aquarela.

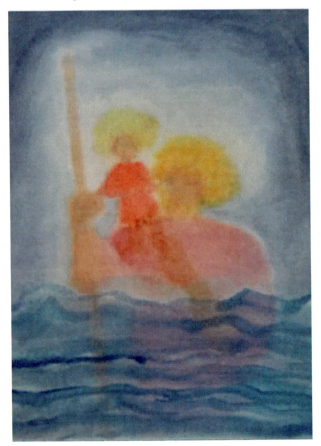

Fonte: Linda Tse

**Figura 12 – Planta Primordial**, pintada com a terapeuta Almuth Haller, aqui para representar o Sistema Rítmico. Canson A3 e aquarela.

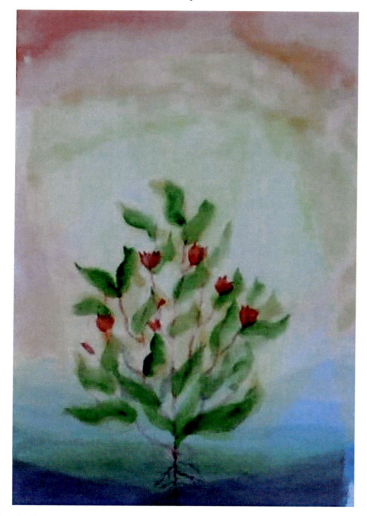

Fonte: Linda Tse

**Figura 13 – Planta Primordial II.** Como eu estava no ateliê da JB, copiei a planta que estava lá fora, no jardim. Também para representar o Sistema Rítmico. Canson A3 e aquarela.

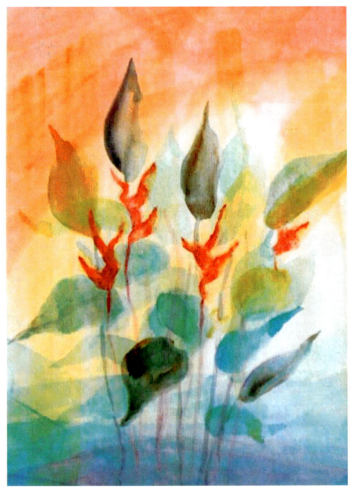

Fonte: Linda Tse

## Emancipação dos Três Sistemas e o Âmbito Humano (Milanese, 2007)

"O Trimembramento se estende a os reinos da Natureza. Quase tudo o que foi mencionado a respeito desses três sistemas se estende ao reino animal. Existem, naturalmente, estruturas muito mais desenvolvidas no ser humano como as anastomoses, laringe, cérebro, mas todas essas formações são comuns ao reino humano e animal" (Milanese, 2007, p. 38).

"A evolução do reino animal nos mostra que cada degrau evolutivo está associado a um tipo de emancipação". *Desmembrando as frases para o sentido vertical*:

"Os Anfíbios situados em degrau acima dos peixes formam membros e pulmões, emancipando o ser animal do âmbito aquático. Os Anfíbios ainda necessitam de umidade para realizar a respiração cutânea" (Milanese, p. 38).

"Os Répteis desenvolvem uma pele que os permite viver nos locais secos, emancipando-se totalmente dos locais úmidos. Mas esses animais ainda são escravos do calor" (Milanese, p.38)

As aves emancipam-se do calor externo, e assim a evolução vai ocorrendo no sentido da emancipação" (Milanese, p. 38).

"O ser humano deverá continuar esse caminho de emancipação do meio ambiente e daquilo que o prende ao âmbito animal. Essa emancipação do ser humano é realizada a nível Neurossensorial, Rítmico e Metabólico" (Milanese, p. 38).

A emancipação do Sistema Neurossensorial é o Pensar Espiritual.

A emancipação do Sistema Rítmico é o Sentir Artístico.

A emancipação do Sistema Metabólico-Reprodutor-Motor é o Querer pleno de Entusiasmo.

**Emancipação do Sistema Neurossensorial: o Pensar Espiritual** (Milanese)

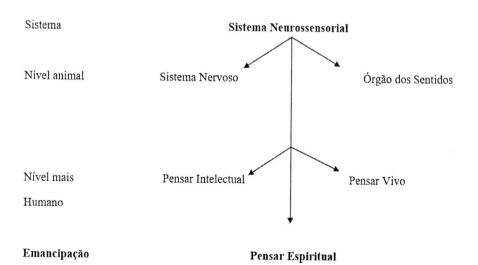

## Emancipação do Sistema Rítmico (Milanese)

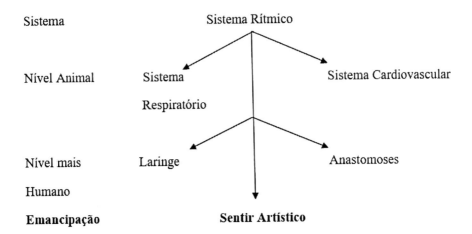

Talvez o Sentir Artístico não seja só do ser humano. Há uns tempos atrás, vi a imagem de um elefante com um pincel na ponta de sua tromba pintando em tela uma figura que era de elefante. E repetia isso em outras telas.

## Emancipação do Sistema Metabólico (Milanese)

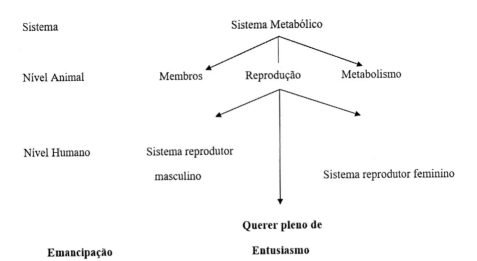

Fonte: Milanese

**Figura 14 – Christopher II.** "Por que estás ficando tão pesado?" "É porque carrego os pecados do mundo". Christopher era de tamanho acima do normal, tinha um coração devoto e queria servir. Fez parte da legião romana. Buscou várias pessoas a quem servir. Mas queria encontrar alguém realmente digno para este fim. Na última parte de sua vida, ficou morando numa casinha ao lado do rio, e carregava as pessoas que queriam atravessar para o outro lado. Numa noite com temporal, veio um menino. Canson A3 e giz pastel seco. Pintado no ateliê da Jane Becker. Tema dado pela terapeuta Almuth Haller, em aula de Terapia Artística. A pintura é criação minha. Conheci esta história primeiro por uma revista em quadrinhos. Como li gibis bons na época! Deveriam reeditar.

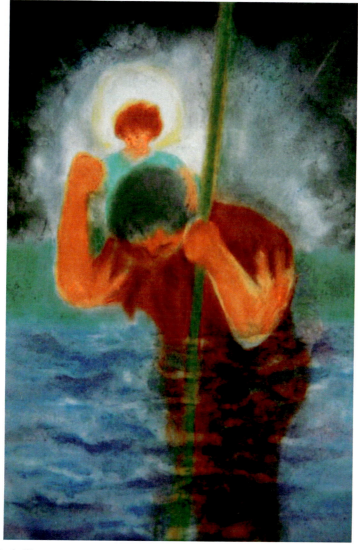

Fonte: Linda Tse

## O SISTEMA METABÓLICO-REPRODUTOR-LOCOMOTOR

é o sistema formado pelos órgãos abdominais e membros, localizado predominantemente na parte de baixo do corpo. Ligado ao movimento, ao caos, à inflamação, ao calor, à inconsciência (a parte metabólica), ao anabolismo. Também ao fazer, ao querer. É dissolvente. Seu sentido é de dentro para fora. Tem assimetria. Os rins são simétricos, mas estes provêm da cabeça e estão separados do abdômen pela membrana peritonial. Na pintura terapêutica, está relacionado à escuridão. É sulphur (de várias fontes).

Partindo da cabeça para baixo, há uma tendência a se unir aquilo que estava separado. Um processo metabólico de fusão e assimetria vai preponderando de cima para baixo. A região intestinal nos mostra uma assimetria acentuada (baseado em Milanese, 2007, p. 35).

"Além da união e assimetria, a região metabólica está isolada do meio ambiente". "O Sistema Metabólico é formado pelos órgãos do metabolismo, pelos membros e pelos órgãos reprodutivos e tem relação com a assimetria, cujos processos são polares aos relacionados à configuração, simetria e captação de luz" (Milanese, 2007, p. 35).

Embora o sistema metabólico esteja ligado ao anabolismo, e aí se realizam processos anabólicos intensos, para ocorrer anabolismo, é preciso primeiro que haja o catabolismo. Você não absorve as substâncias como elas entram no organismo. É preciso primeiro quebrá-las em partículas menores (catabolismo), para depois formar outras substâncias (anabolismo) (baseado em Marques, 2013, p. 70).

No sistema metabólico são encontradas as mais variadas substâncias: moléculas pequenas, degradadas do metabolismo das proteínas, dos carboidratos, dos lipídios, e também moléculas grandes, como o ciclopentanoperidrofenantreno (CPPF), a substância básica para a formação de hormônios, de sais biliares e da vitamina D. São processadas muitas reações químicas (baseado em Marques, 2013). "Assim, pois, cada sistema permeia o outro, num processo dinâmico e harmonioso" (Marques, 2013, p. 70).

**Metabolismo**

"O Sistema Metabólico realiza os processos de formação e transformação das substâncias nos ciclos bioquímicos, dos ácidos nucleicos, e além disso, esse sistema também está relacionado com a formação e eliminação das células, tecidos, com os processos hormonais etc. Tudo aquilo que se refere à elaboração, às substâncias necessárias à vida e à formação de estruturas corporais tem relação com o metabolismo" (Milanese, 2007, p. 35). "O metabolismo fornece a energia para que possamos realizar as atividades físicas e é o substrato corporal da atividade transformadora do meio ambiente e da realização da vontade na Terra" (Milanese, 2007, p. 35).

## Membros

"Os membros também pertencem ao SISTEMA METABÓLICO E DAS EXTREMIDADES, porém eles apresentam uma relação polar com o metabolismo, pois a atividade dos membros consome glicose e energia, ou seja, tem um caráter mais catabólico, mas os membros utilizam esse combustível para transformar o meio ambiente através do esforço e da vontade do ser humano" (Milanese, 2007, p. 35).

"O fato de o trabalho corporal realizado pelos membros consumir energia bem como a organização simétrica dessas estruturas nos mostra que os membros representam a parte mais neurossensorial do Sistema Metabólico (Milanese, 2007, p. 35).

A parte metabólica realiza um trabalho complexo, múltiplo, amplo, concatenado, grandioso em termos de metabolismo. Colabora na transformação do meio, na nossa transformação, e na realização da vontade na Terra. Neste sistema, a parte reprodutora assume a posição rítmica (baseado em Milanese, 2007).

**Figura 15 – Noite.** Para representar o Sistema Metabólico. Quadro pintado durante aula de Terapia Artística, não me lembro se foi com a terapeuta Mônica Rosales. O tema era olaridade Dia e Noite. Canson A3, aquarela.

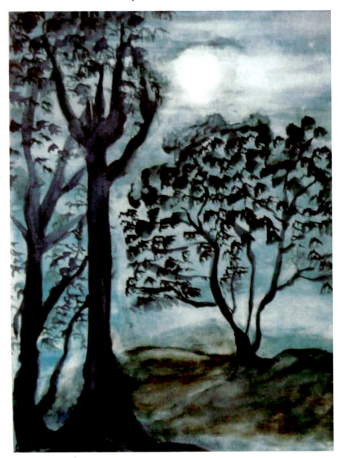

Fonte: compilado da autora

## Lemniscata

Este símbolo, que parece um oito, é uma palavra helenística que significa algo como "linhas que se cruzam" e também uma imagem de significado arquetípico, assim como uma outra imagem, a usada no TaiChi, simbolizando o Yin e o Yang. A lemniscata adequa-se mais ao modo de dizer da Antroposofia (baseado em Moraes, 1995, p. 3).

"No símbolo do Tai Chi duas forças opostas-complementares se posicionam, ora em conflito, ora em harmonia, conforme a Dança Cósmica" (Moraes, 1995, p. 3).

Na Lemniscata, há uma polaridade entre as duas partes, a de cima e a de baixo, e há um terceiro elemento no meio, o elemento do cruzamento, o qual não é nenhum dos dois opostos, mas algo novo. É o agente harmonizador entre o par de opostos-complementares (baseado em Moraes, 1995, p. 3).

A Lemniscata é dinâmica. "Deve ser imaginada em movimento, em constante transformação (assim como é também com o Tai Chi), um circuito de baixo para cima que logo se torna em outro circuito de cima para baixo, num fluxo incessante de transformações" (Moraes, 1995, p. 3). Esta referência deve ser de apostila, mas não consegui mais localizá-la.

Este é o ternário Básico da Alquimia – o Sal, o Mercúrio Equilibrador e o Enxofre. Também podem ser denominados de Elemento Salino, Elemento Sulfúrico e Elemento mercurial. "Sal e Sulphur se opõem, contêm tendências opostas, e Mercúrio os equilibra (Moraes, 1995, p. 3). Esquema baseado em Moraes:

| | Espírito | Alma | Corpo |
|---|---|---|---|
| Sal | Consciente | Pensar | Cabeça ou Sistema Neurossensorial |
| Mercúrio | Subconsciente | Sentir | Tórax ou Sistema Rítmico |
| Enxofre | Inconsciente | Querer | Abdômen-Membros ou Sistema |
| | | | Metabólico-Locomotor |

## Trimembração e o entendimento da patologia:

Os sistemas neurossensorial e metabólico-locomotor formam uma polaridade entre si, de contração e expansão, podendo haver a predominância de um ou de outro. O sistema rítmico é o que tenta manter o equilíbrio.

"Na visão alquímica da patologia, a dominância da cabeça produz doenças de endurecimento, degenerativas (sal), enquanto a dominância metabólica-motora produz doenças inflamatórias, dissolventes (sulphur). Quando essas duas forças estão em equilíbrio, as forças do coração e do pulmão estão bem desenvolvidas (mercúrio) e segue-se a saúde" (Steiner, Medicine, 2003, p. 123). *Essa talvez seja a afirmação mais importante para o entendimento do processo de doença das pessoas (observação minha).*

Quando há o predomínio de doenças do polo neurossensorial, chamamos as doenças resultantes de doenças esclerosantes, e quando há o predomínio das do polo metabólico-motor, chamamo-las de doenças inflamatórias. O predomínio de um suscita a manifestação do outro. Considerar então: o que se vê é um processo primário ou secundário? Para não se tratar apenas aquilo que é consequência ou secundário, dando anti-inflamatório, por exemplo, sem considerar a existência de um processo primário esclerosante. Posteriormente, o Dr. Ghelman informou que a terminologia mudou, teria ainda a inflamação crônica. Isso durante uma palestra sobre outro assunto; não especificou exatamente como mudou.

Sistema neurossensorial → Doenças esclerosantes
Sistema rítmico → Equilibra os dois polos
Sistemas metabólico-reprodutor-locomotor → Doenças inflamatórias

Em termos psiquiátricos:

Sistema neurossensorial → Neurastenia
Sistema rítmico → Saúde
Sistema metabólico-reprodutor-locomotor → Histeria

**Figura 16 – Trimembração: sistema neurossensorial, rítmico e metabólico-motor. Pintado durante plantão.** Canson A3 e giz pastel seco. Tecnicamente, o "sorriso" tem que ser atenuado.

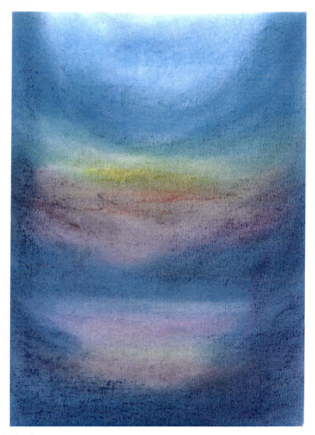

Fonte: compilado da autora

**Figura 17 – Pintura com peixe.** Feita em aula com o Professor Lucius, que lecionava na Escola Waldorf, atendendo aos alunos adolescentes. Pela mobilidade do quadro, coloquei-a para representar o sistema metabólico-sexual-locomotor. Cada pessoa escolheu o seu animal. Comecei com cavalos, no meio do caminho transformam-se em peixes. Papel kraft grande, aquarela.

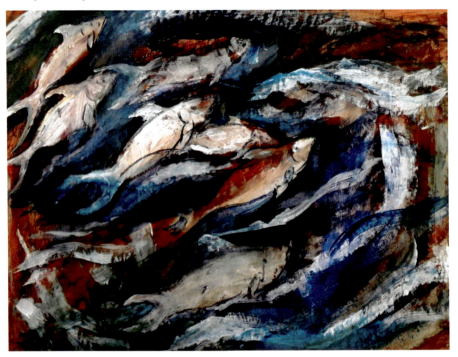

Fonte: Linda Tse

**Figura 18 – Quadro em carvão, representando a trimembração.** Com os sistemas neurossensorial, rítmico e metabólico-reprodutor-motor. Desenho feito com a terapeuta suíça Bernadette Gollmer, na metodologia Collot d'Herbois. Luz média, com escuridão na frente e atrás da Luz. Essa pintura não pode ser muito longa, porque é trimembração e não quadrimembração.

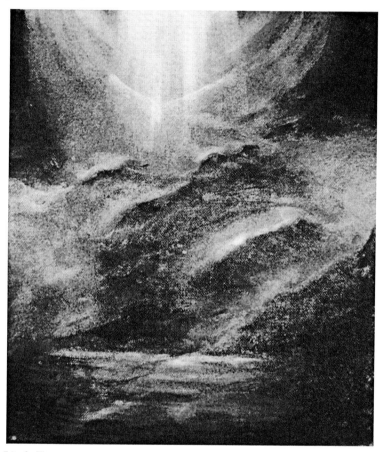

Fonte: Linda Tse

A luz também pode representar o Eu, que é da Trimembração. Apesar disso, de poder ser um e outro, a Luz é fria, e o Eu tem a ver com o calor. Quando a gente pinta, não fica focando se isso é neurossensorial, rítmico ou metabólico-motor. Nem toma conhecimento. Simplesmente pinta. Mas é a terapeuta Bernadette quem dá aulas para os médicos que buscam conhecimento sobre antroposofia no hospital onde trabalha, na Suíça. Ela os faz pintar. Visitei este hospital em 2014. No quadro laranja.

# QUADRIMEMBRAÇÃO OU NOSSOS QUATRO CORPOS

Escrito em período anterior, portanto podem faltar aspas ou páginas ou é tradução, ou o texto é meu. O estudo científico considera o ser humano apenas como portador de um corpo, o corpo físico. Não se tecem considerações sobre a existência de membros mais altos. Rudolf Steiner e Ita Wegman elaboraram um caminho de cognição embasada na Ciência Espiritual, que descreve a complexa interação entre o Eu, o corpo astral, o corpo etérico e o corpo físico na saúde e doença. Os princípios desta aproximação não estão em oposição à escola de medicina que trabalha com os métodos científicos aceitos. São complementares, embora complexos. Para a medicina acadêmica, só é real aquilo que é visível, palpável e, principalmente, mensurável.

Houve uma época na História da Medicina em que os médicos não acreditavam na possibilidade de existirem micróbios, antes da invenção do microscópio. Passavam diretamente da sala de dissecção dos cadáveres para a sala de parto, sem se trocarem ou se lavarem, causando por conta disso muitos natimortos. As pacientes em vias de parto chegavam a se ajoelhar diante dos médicos, suplicando que fossem paridas pelas parteiras. Aquilo que não se vê, não existe. Um jovem médico húngaro, Philippe Semmelweis, pagou com vida seu "insight" sobre a associaçao "não lavagem dc mãos" e os natimortos, e as mortes das mães (1/3). Ninguém acreditava nele. Morreu tentando provar.

Rudolf Steiner, a pessoa que organizou a antroposofia, nos diz que, para ampliarmos as bases da medicina, sem abandonarmos aquilo que já foi conquistado, é necessário que ela também possa captar as esferas supras-sensíveis, entre as quais se situam a vida, a alma e o espírito (Husemann e Wolff, 1978). Estes correspondem ao corpo etérico, ao corpo astral e ao Eu.

Sabe-se que o organismo é de constituição sólida ou sólido-fluida. Considera-se a existência de fluidos e elementos gasosos, mas estes não são considerados como membros integrais do organismo humano. O calor dentro do organismo humano, maior que o do meio ambiente, é visto como uma condição do seu organismo, mas não como uma verdadeira parte de sua constituição. Assim, além do ser humano sólido, devemos também ter em mente que há um ser fluido, e um ser gasoso. Pois o ar dentro de nós, em relação à sua organização e suas diferenciações, é um organismo no mesmo sentido que o organismo sólido, apenas é gasoso em movimento. E o calor em nós não é um calor uniforme estendendo-se em todo o ser humano, mas é delicadamente organizado (Steiner, 2003, tradução livre).

Assim, na medicina de visão ampliada, considera-se que há existência de outros corpos, que são sobrepostos ao corpo físico. Pois, além do corpo físico, também somos vida, alma e espírito. A estrutura física, como habitualmente a conhecemos, não é suficiente para

tecermos considerações sobre outros patamares do nosso ser e da nossa presença na Terra (Steiner, 2003, tradução livre). Uma vez certa professora da medicina acadêmica (a Dr.ª Vera Vieira, da pneumologia) expressou-se assim: se com a parte física a medicina já é difícil, imagina considerar outros âmbitos. Ela tinha razão.

Steiner nos apresenta a sua concepção dos quatro corpos. Podemos fazer a analogia com os quatro reinos da Natureza, a ligação com os vários níveis do nosso ser e os quatro elementos.

| Homem | Eu | Espírito | Fogo |
|---|---|---|---|
| Animal | Corpo astral | Alma | Ar |
| Vegetal | Corpo etérico | Vida | Água |
| Mineral | Corpo físico | Morte | Terra |

Na expressão do Moraes, 2005, a quadrimembração é uma forma de entender o ser humano, e seus fenômenos estão ligados à referência básica, arquetípica, dos quatro elementos: fogo, ar, água e terra. Estes elementos estão ligados a uma dimensão somato-psíquica, bem como a um dos reinos da Natureza, como se viu acima. Dados abaixo de Moraes, 2005.

"Terra é um qualificativo que evoca solidez, peso, substância, densidade. Água evoca fluidez, vitalidade, a seiva, os líquidos vivos, metabolismo inconsciente.
Ar evoca movimento, animação, inquietude, excitabilidade.
Fogo evoca energia, mais movimento, luz, consciência, dissolução ou fusão."

A ligação com o reino natural:

A Terra - Corpo Físico, Soma - **reino mineral.**
A Água - Corpo Vital, Etérico ou Corpo de Forças Formativas - **reino vegetal.**
Ar – Corpo Astral, Anímico ou das Sensações – **reino animal.**
Fogo – Individualidade Humana, Eu, autoconsciência – **reino humano.**
Baseado em Moraes, 2005

**Em primeiro lugar, então, temos o organismo sólido, o corpo físico.** Este é visível, palpável, mensurável, possível de ser examinado, a olho nu e por meio de exames e aparelhos de que a tecnologia médica dispõe. É o objeto de estudo da medicina.

Na prática médica, a pessoa é medida, pesada, observada e avaliada por nossos sentidos comuns ou por meio de aparelhos ou instrumentos, como esfigmomanômetro, termômetro, oftalmoscópio, diapasão etc., ou por meio de exames laboratoriais como hemograma, glicemia, colesterol, EQU, urocultura etc., ou de exames de imagem, como ultrassonografia, tomografia, ressonância magnética etc., ou de exames com gráficos, como ECG, EEG, polissonografia etc. Isso tem a ver com a organização física, cuja expressão é captada pelos nossos órgãos dos sentidos (contribuição do Dr. Volkmann).

No estudo da parte física do ser humano, diz Steiner, há nele uma distorção. Aliás, isso já começa no primeiro ano de medicina, quando se estudava o corpo físico por meio dos cadáveres. Entrava-se na sala sem nenhuma preparação. Depois passava-se o ano todo retalhando os corpos. O que tinha que se aprender para passar na prova oral aprendia-se nos últimos dias com os 'colegas veteranos'. E aquele estudo dos orifícios ou depressões nos ossos, totalmente desconectado das estruturas que neles se inseriam, como os tendões e músculos, e desconectado da função e do movimento. Felizmente não era da minha mesa. Fora a matança dos cachorros, amarrados ao pé das mesas, tremendo de medo, se urinando e evacuando, e todo o mundo fazia de conta que não via nada. Primeira aula de insensibilidade ao sofrimento de animais nossos irmãos. Mas não foi a isso que o Steiner se referiu. Não consegui mais encontrar os comentários que ele fez sobre a distorção. Há anos já se parou com a matança dos cachorros no RS, iniciativa que partiu de uma universidade do interior. Um dos animais se salvou porque pertencia a um colega nosso, que foi quem primeiro chegou à mesa, com o cachorro já anestesiado. Talvez os colegas não gostem do que escrevi, se lerem o texto, mas foi a realidade que vivenciei. Meu progenitor não acreditou quando soube que começávamos com os cadáveres. Mas foi ele quem queria que eu cursasse a Medicina, e não me autorizou a entrar para o "Viva a Gente", grupo musical que se iniciou antes, para não me atrasar, quando eu acabei só me atrasando por conta disso. Perdão, isso é da biografia. Eu teria aproveitado mais se tivesse passado o ano desenhando os colegas e os cadáveres. Acabei deixando para trás todas as possibilidades artísticas em função disso. No terceiro ano, cheguei a pensar em trocar de faculdade.

A ciência atual reduziu a complexidade humana a um corpo físico comandado por reações químicas, sendo a mais importante substância eleita no momento a serotonina, que pode provocar alegria, tristeza, depressão, ansiedade etc. Controla-se o quadro (psico)patológico provocado por essa substância, para mais, ou menos, com dosagens extras de estimulantes ou substâncias inibidoras (baseado em Marques, 2013). Psico quer dizer alma. É realmente estranho usar a palavra, se a medicina não considera a sua existência.

**Em segundo lugar, há o organismo fluido, subordinado ao corpo etérico.** Este permeia o organismo fluido e o preenche com suas forças. O organismo fluido não pode ser investigado da mesma maneira que o organismo sólido, por dissecção, mas deve ser concebido como internamente móvel. Não pode ser estudado a não ser que o pensemos como permeado pelo corpo etérico do corpo (Steiner, 2003, tradução livre).

Conhecemo-lo como ligado às diversas funções vitais do organismo humano, como crescimento, reprodução, regeneração, nutrição, respiração, aquecimento, manutenção. Steiner descreveu sete processos básicos realizados pelo corpo etérico. Mas o corpo etérico, além de estar ligado à vida, também está ligado à memória, à possibilidade de pensar, de ordenar ideias, de ter imaginação criadora. Moraes descreve o corpo etérico como um grande cérebro. É possível que a diminuição da etericidade cerebral, associada à cultura moderno-contemporânea e à biografia das pessoas, esteja na origem de algumas doenças de degeneração cerebral, como Alzheimer. O cérebro resseca e envelhece. As crianças têm um corpo etérico mais atuante que o dos adultos, e as mulheres têm-no maior que os homens, retendo mais forças da Vida (baseado em Moraes, 2005).

O corpo etérico tem uma aproximação com o corpo físico, o corpo físico influindo, de modo a se produzir quadros, imagens, dando-se o tom ou a tonalidade aos processos mentais, dos quais não somos conscientes. Este processo ocorre no organismo fluido (Steiner, 2003, tradução livre). *Pergunto: isso tem a ver com imagens ou visões que os pacientes acima de 80 anos têm, e que poderiam ocorrer porque os corpos sutis começam a se desligar do corpo físico, indicando que as pessoas começam a excarnar, e que têm a ver com a memória de imagens contidas na própria pessoa, na parte abdominal, no chamado cinturão eletrônico, nem sempre boas? No livro da Collot há uma referência a essas visões e indicação de como se deve trabalhar com elas. Atendi uma paciente nessas condições.*

**E em terceiro, há o organismo gasoso, que também não pode ser estudado a não ser que o pensemos como permeado com as forças do corpo astral** (Steiner, 2003, tradução livre).O corpo astral no ser humano contém dentro de si as forças do sentir. O corpo astral traz estas forças do sentir para dentro da operação física no organismo gasoso de ser humano (Steiner). Também é chamado de corpo anímico. É o corpo dos sentimentos, das emoções, da simpatia e antipatia. "Se o corpo etérico é o vegetativo em nós, o corpo astral é o animal em nós" (Moraes, 2005). É a dinâmica, que partilhamos com os animais, que permite que sejamos excitáveis, tenhamos dor e prazer, sejamos agressivos, reajamos a estímulos, sintamos desejos. A maturação sexual e neurológica, o desenvolvimento de caracteres somáticos secundários, o desenvolvimento de pelos estão ligados à atuação do corpo astral. O corpo etérico é responsável pelo crescimento, e o corpo astral anímico é responsável pela maturação e aquisição da forma adulta (baseado em Moraes, 2005). Uma criança tem a face cheia, rechonchuda, macia, com turgor, enquanto a face de uma pessoa idosa pode estar cavada, delineada, "sugada". No desenho mostra-se isso facilmente. O corpo astral contém (limita) o crescimento pelo corpo etérico. Diz-se que, se não fosse pelo corpo astral, seríamos uma grande mórula (termo da embriologia).

Na hiperatividade do corpo astral, já se pode transparecer na face sinais de ansiedade, medo, tristeza, alegria, na verdade, também na voz e em todo o corpo. Ocorre agitação, inquietação, movimentos constantes, espasmos, impaciência, hipertonicidade (oque pode provocar dor). *Pode ocorrer de uma pessoa cantar com a voz tremida, pelo componente da astralização.* A frequência respiratória aumenta e a pressão arterial tende a se elevar. Podem ocorrer eructações e flatulência (relação com o elemento ar), por o corpo astral atuar fracamente na parte metabólica da pessoa. *Isso é interessante, porque poderia se esperar que atuasse fortemente. Na verdade, este é um quadro conhecido pela medicina acadêmica ou pelas pessoas em geral. Só não costumam ligá-lo ao corpo astral.* Entre os sistemas orgânicos, é o renalgenital que regula a dinâmica do corpo astral. O tônus do corpo astral é denominado de radiação renal. É o que provoca a hipertensão arterial essencial. Quando o corpo astral se encontra semianestesiado, a pessoa se mostra apática, hipotônica, hipotensa, indiferente, sonolenta (baseado em Moraes, 2005).

Steiner (1988) observou que o corpo astral contém em si uma possibilidade desequilibradora, a qual ele imprime sobre o corpo etérico, sobre a vitalidade e desta para as funções orgânicas e a forma anatômica. O corpo astral é um animal predador em nós. O corpo etérico o seu repasto. No acordar, a astralidade desgasta o corpo etérico. Na hora de dormir, desligamo-nos do corpo astral. É quando nos recompomos. O corpo astral contém em si o potencial adoecedor, enquanto o corpo etérico contém em si o potencial de revitalização, de regeneração, de cura (baseado em Moraes, 2005).

Costuma-se chamar as pessoas com hiperatividade do corpo astral de nervosas. *No jargão antroposófico, usa-se a expressão "pessoa astralizada". Há aquelas que aparentam calma, e por dentro há todo um movimento do astral, que se manifesta por sintomas ou processos de doença, e você não sabe como ou por quê. São descritas como "astralizadas para dentro". Numa pintura livre, o excesso do corpo astral tanto nas pessoas "astralizadas para fora" como as "para dentro" pode se manifestar com bastante clareza (vide Collot: aparecem pontos e traços). No turvo que antecede a pintura em carvão, podem aparecer muitos riscos. É por isso que se costuma alisar bem o carvão antes de usá-lo.*

O corpo astral corresponde à dinâmica da alma, ao psiquismo.

**Em quarto, há um organismo de calor com toda a sua diferenciação interna, permeado pelas forças do Eu.** Assim é como os seres humanos terrenos estão constituídos hoje (Steiner, 2003, tradução livre). *Observação: os seres humanos já tiveram constituição diferente em épocas remotas* .O texto abaixo é baseado em Moraes, 2005.

| 1 – Organismo sólido | Corpo físico |
|---|---|
| 2 – Organismo líquido | Corpo etérico |
| 3 – Organismo gasoso | Corpo astral |
| 4 – Organismo de calor | Eu |

O organismo de calor é acima de tudo o campo do Eu. O Eu por si é aquela organização espiritual que imbui com suas próprias forças o calor dentro de nós, e nos governa e dá sua configuração, não apenas externamente, mas também internamente. É primariamente o Eu no ser humano que ativa a vontade, que gera impulsos da vontade.

Como um ser terreno, a constituição humana é tal que, por via do organismo de calor, o Eu origina aquilo que vem à expressão quando ele age no mundo como ser de vontade.

A abordagem destes diferentes organismos no ser humano nos faz chegar mais perto à vida da alma.

Conforme Steiner, o homem superior compreende o corpo astral e o Eu, e o homem inferior compreende o corpo físico e o corpo etérico.

A Antroposofia considera a existência do Eu e da Organização do Eu. Às vezes se confundem, mas não são exatamente a mesma coisa.

O Eu é a parte mais alta, é aquilo que já existe antes de a pessoa nascer, e sobrevive à morte.

O Ser Humano é, primariamente, um ser espiritual, um Eu que obtém, do mundo criador divino, um corpo que corresponde ao espírito. Ele elabora o corpo no decorrer do processo encarnatório, ou seja, no período embrionário e durante a infância, para transformá-lo, cada vez mais, em seu instrumento (Husemann e Wolf, 1978). Os autores também mencionam que, por essa razão, o homem não é produto da hereditariedade, mas que ele apenas utiliza os elementos herdados como "material" que ele transforma em expressão do seu Eu, de sua Individualidade.

Entre o espírito e alma, é o espírito que tem predominância.

A vida instintiva animal também pode ser dominada pelo espírito. Para Platão, o corpo é a carruagem, o Eu é o homem que a conduz, o pensamento são as rédeas e os cavalos, os sentimentos.

As faculdades tipicamente humanas são: a marcha ereta, a fala, o pensamento, além do princípio superior que o homem representa em si com o Eu.

O Eu humano é o responsável pelo senso interno da Individualidade, portador das qualidades humanas superiores, como ética, aptidão para amar, religiosidade, crise existencial, dúvidas, curiosidade científica, especulação filosófica (Moraes,2005).

Configura, dentro do soma, do corpo físico, uma individualidade biológica, que se expressa nas impressões digitais, no DNA individual, nas características individuais de cada um (Moraes, 2005).

Uma parte do Eu manifesta-se como a autoconsciência.

Manifesta também a vontade e a vida afetiva centrada num Eu interior. O corpo astral determina a nossa aptidão para a paixão, e o Eu para o amar profundo. Nosso lado animal gera em nós o egoísmo biológico, o Eu o nosso senso de altruísmo.

Na semiótica, o Eu transparece no olhar como o de uma pessoa madura, centrada, vivida, dotada de espírito, sensível, que ama as coisas belas e dignas: tem compaixão, calor, e coordena os sentimentos e as sensações que vigoram dentro de sua alma, num corpo que construiu para si (Moraes, 2005).

O Eu se revela por meio do físico, do etérico e do astral. Estes corpos lhe são subordinados.

Também se revela nos seus ossos, na sua dinâmica imunológica (Moraes, 2005).

A percepção da presença do Eu é a de uma pessoa que gera e irradia calor. Enquanto a percepção da ausência do Eu é uma experiência gélida, que irradia frio (Moraes, 2005). Mas tem que se cuidar: da perspectiva do coração, *uma pessoa gélida pode estar triste, com perdas, problemas, ou estar desambientada. Da perspectiva da realidade, uma pessoa calorosa, conhecendo-a pouco melhor, pode se revelar como nervosa, com tendência a falar demais, de outros, agitada, não tão centrada assim. Neste caso, é o corpo astral que está predominando sobre o Eu.*

**Distinguir Eu da Organização do Eu** (baseado em Moraes, 2005)

O Eu se expressa e atua em partes do corpo físico: na estruturação dos tecidos, na forma do esqueleto e dos dentes, na autonomia das proteínas próprias de uma pessoa, no seu sistema imunológico. Atua na digestão, na assimilação de nutrientes (esfera do inconsciente). "Esta configuração que o Eu realiza, reunindo os demais membros (físico, etérico e astral) e organizando as funções somáticas e psíquicas a seu serviço, e que começa na 'encarnação' (na embiogênese), denomina-se **'Organização do Eu'**. Inicia na gestação e termina com a morte. Enquanto o Eu, centelha de consciência, antecede ao nascimento e sobrevive à morte da Organização do Eu" (Moraes, 2005).

*De maneira pouco limitada, poder-se-ia dizer que a Organização de Eu corresponde à parte física, que serve de ancoragem para a atuação do Eu.*

Organização do Eu é a organização que "alberga" o núcleo individual de cada um; é a morada para o espírito viver no mundo físico-material. Tem no calor a âncora para viver dentro do corpo físico por meio do sangue (contribuição do Dr. Volkmann, 2011).

Conforme Moraes, 2005, sobre como Steiner se expressou a respeito do Eu e Organização do Eu. O homem possui um Espírito individualizado, denominado Eu, que distinguiria cada indivíduo de um Eu cósmico total. Esse Eu deve assumir uma forma corpórea e construir seu próprio corpo de substâncias e utilizá-lo, processo este denominada encarnação: assumir a condição corporal, não exatamente 'entrando num corpo', mas construindo um corpo para si mesmo. O corpo, o soma, é uma materialização do espiritual, uma expressão visível do invisível. Ao construir um corpo com uma forma e uma fisiologia individualizada, o ser espiritual do indivíduo edifica aquilo que se denomina "Organização do Eu". A encarnação do Eu pode ser entendida como vontade de existir materializada, como um impulso (O termo que Moraes usa é "Trieb").

O Eu atua por meio do e domina e centraliza o corpo astral e o corpo etérico. Quando se inverte a relação entre o corpo astral e o Eu, o corpo astral adquirindo autonomia própria, a pessoa se torna "nervosa, angustiada". Situação muito frequente na prática, em que se perde o centro. Quando a pessoa tem dor, pode ser por corpo astral não dominado. Se é o corpo etérico que está predominando sobre o Eu, invadindo-o, surgem processos mentais, padrões de pensamento repetitivos ou processos de crescimento, como um mioma, ou excessos metabólicos não coordenados ou limitados pela Organização do Eu (Moraes, 2005).

Em pessoas que sofrem de um surto psicótico, ou transtorno afetivo grave, o olhar da pessoa pode revelar uma alma vazia: o Eu se retirou dali (baseado em Moraes, 2005). *Para casos não tão graves, costuma-se usar a expressão "fora da casinha", em relação a algumas pessoas ou pacientes.*

O Eu, então, não vive só a sua transcendência, também entra profundamente no organismo, realizando a sua **imanência**. Está ligado mais a determinadas estruturas. Em termos de glândulas endócrinas, o Eu liga-se mais à glândula pineal, ao coração, e ao pâncreas (Dr.ª Gudrun, em aula). Em algumas situações em que não consegue chegar até o metabolismo, por algum bloqueio de cima, constituindo-se no Eu metabólico fraco, desenvolve-se diabetes mélito (Collot d'Herbois). Uma pessoa que tem o seu Eu atuante revela a sua força espiritual na atuação de suas tarefas, nos compromissos ou desafios assumidos e vencidos, na persistência em superar obstáculos, no 'insight' para resolver os conflitos e confrontos, onde entra o a amor, a capacidade para perdoar, se perdoar e reconhecer os próprios erros, o reconhecimento da qualidade do outro, a entrega, a disponibilidade para mudar, a gratidão pela experiência e pelo outro. Vivencia-se o caráter, a compaixão, a bondade, a afetividade, a integridade, a aptidão para se autocuidar e cuidar dos outros, o ligar-se a uma Força Maior (baseado em Moraes, 2005).

Um outro órgão ligado à espiritualidade é o baço. É considerado um órgão de luz. Isso escrevi em outubro de 2018, quando acabei de fazer o curso Morte e Vida, que correspondem às duas correntes do Saturno, I e II, que têm a qualidade planetária ligada ao baço. São as correntes de encarnação (morte para o Espaço e nascimento na Terra, e excarnação, morte na Terra e nascimento para o Cosmo), mas que ocorre todo o tempo no nosso organismo.

A expressão do portador do Eu é o sangue em sua circulação.

A expressão física do Corpo Astral no homem é, basicamente, o sistema nervoso.

A expressão do Corpo Etérico, ou parte desta, é o sistema glandular.

A referência seria do Steiner. Não me lembro se as frases eram exatamente assim, porque houve um problema com o computador, e eu as reconstituí.

**Figuras 19 e 20 – Crânios. Frente e perfil.** Feitos em aula com a médica Maristela Francener, no início do nosso curso de Terapia Artística. Canson A3 e grafite.Se não me engano, e olhando também, eram crânios de criança.

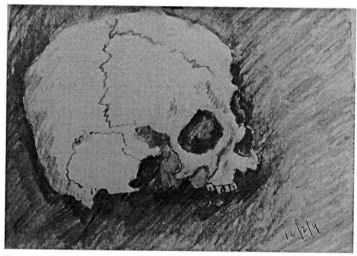

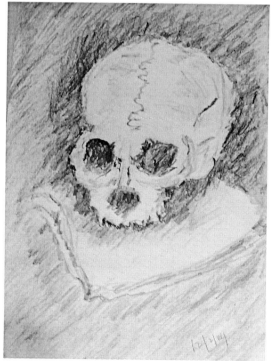

Fonte: Linda Tse (2003)

**Figura 21 – Caixa Torácica**. Os crânios e a caixa torácica representam a parte dura, mineralizada e óssea do nosso **Corpo Físico**.Com a Dr.ª Maristela Francener. Canson A3 e grafite.

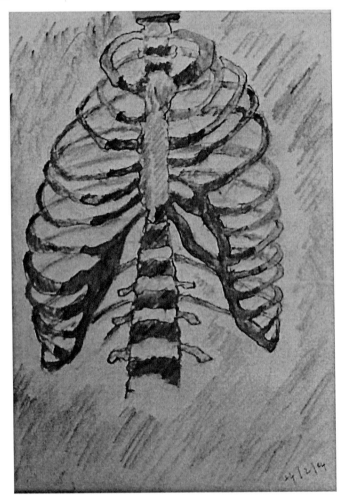

Fonte: Linda Tse (2003)

**Figura 22 – Terra. Corpo Físico.** Com a terapeuta Almuth, no módulo preto e branco. Canson A3 e carvão.

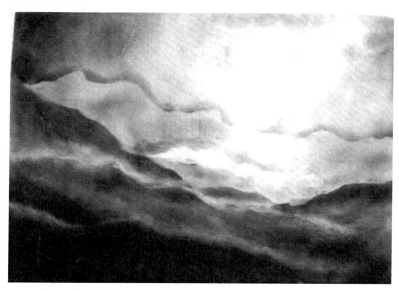

Fonte: compilação da autora

**Figura 23 – Metamorfose da planta.** Isso ocorre pelo **Corpo Etérico.** Com a Dr.ª Maristela. Canson A3 e lápis de cor.

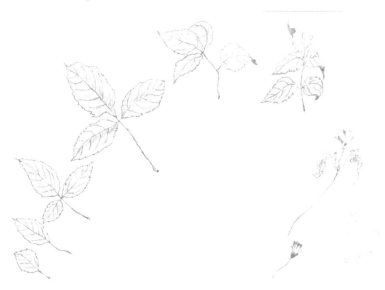

Fonte: Linda Tse (2004)

**Figura 24 – Planta noturna.** Com a terapeuta Mônica Rosales. Canson A3 e aquarela.

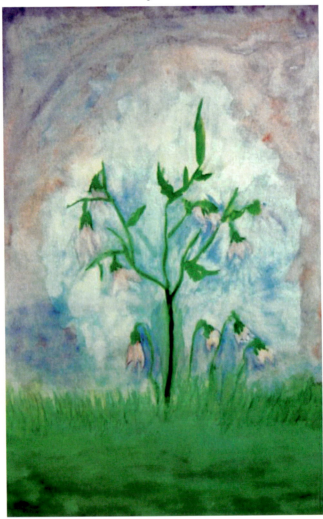

Fonte: Linda Tse

**Figura 25 – Paisagem com mar, céu e folhas pendentes.** A vitalidade, a água, as plantas, o viço, o prana tem a ver com o Corpo Etérico. Canson A3 e giz pastel. No ateliê da Jane Becker. Eu usava o seu ateliê para não pintar sozinha.

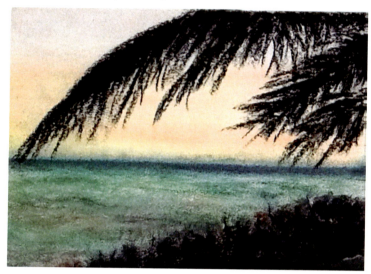

Fonte: Linda Tse (2012)

**Figura 26 – Nuvens.** Em aula com a terapeuta Almuth Haller; ela pediu para fazermos nuvens para olharmos para cima, para levantar nosso ânimo. Aqui para fazer a ligação com o elemento aéreo, com o Corpo Astral. Canson A3 e aquarela.

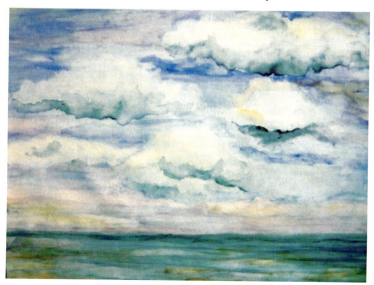

Fonte: Linda Tse (2003-2006)

**Figura 27 – Paisagem.** Reprodução parcial de foto de uma revista. Temos terra, água e ar, correspondendo aos três corpos: físico, etérico, astral. O Eu seriam as forças cósmicas. Canson A3 e aquarela. No ateliê da Jane. Não sei se é essa foto que o meu colega Humberto estava querendo.

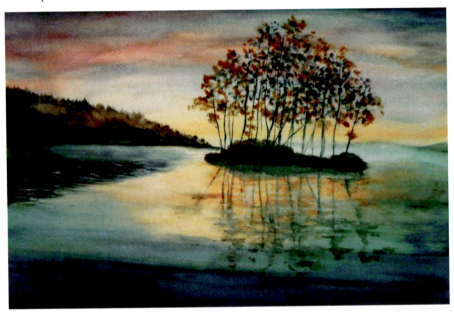

Fonte: Linda Tse (2012)

**Figura 28 – Retrato da face de uma colega, para representar o Eu.** Muito responsável, qualificada, amiga, alegre. Papel Canson A4 e grafite. Seu marido é meu colega de turma, mencionado na figura anterior.

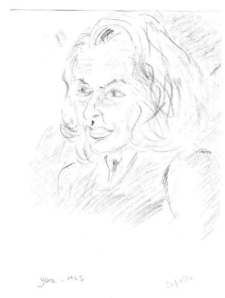

Fonte: Linda Tse

**Figura 29 – August Macke e a namorada.** Reprodução de esboço do pintor. Amor paixão é Corpo Astral. Canson A3 e grafite. O pai da moça (acho que estava com 16 anos) provavelmente não sabia que já estavam nessa fase.

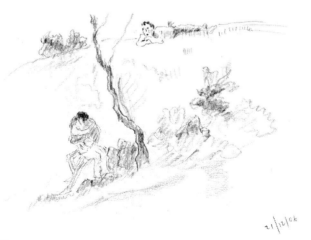

Fonte: Linda Tse

**Figura 30 – Esboço de gatos de um paciente.** Para representar o Corpo Astral. Diagnosticado com câncer depois. Complicado isso. O paciente disse: sempre fui um homem bom. Canson A4 e grafite.

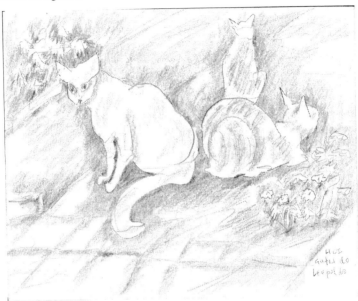

Fonte: compilado da autora

**Figura 31 – Um animal peculiar.** Não registrei o nome. Tem características de vários animais. Reprodução de foto de jornal. Corpos físico, etérico, astral. Canson A4 e grafite.

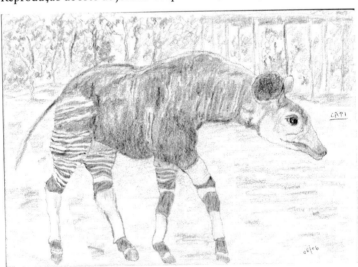

Fonte: compilado da autora

**Figura 32 – Cachorro do hospital onde eu trabalhava.** Animal para representar Corpo Astral. Canson A3 e giz pastel. A Dr.ª Gudrun gostou deste desenho. Pena que a cabeça ficou um pouco pequena.

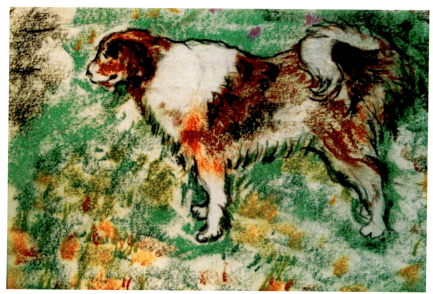

Fonte: Linda Tse

**Figura 33 – O mesmo cachorro, em perfil.** Canson A3 e giz pastel.

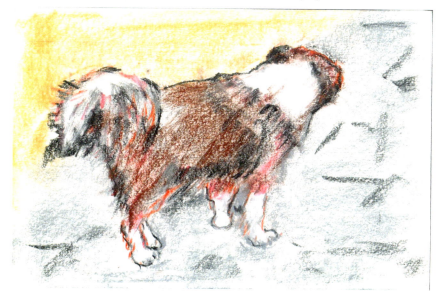

Fonte: Linda Tse

**Figura 34 – Crianças e homem montado.** Aula com Almuth. Reprodução de foto. Vários corpos físicos. Corpo etérico: a vitalidade presente. Corpo astral: o cavalo, a movimentação. Eu: o cavaleiro em relação ao cavalo; os seres humanos. Canson A3, grafite.

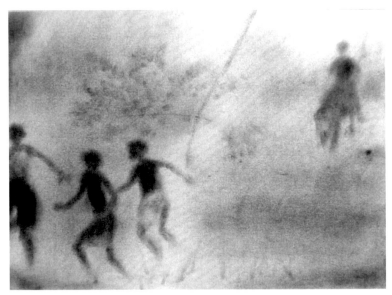

Fonte: Linda Tse (2003)

**Figura 35 – Bisão.** Corpo Astral. Reprodução do jornal. Treino próprio. Canson e grafite.

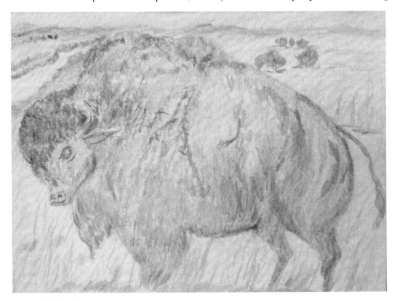

Fonte: compilado da autora

**Figura 36 – Face de um homem em perfil.** Com a terapeuta Almuth. Reprodução. Vê-se o turgor da face, que é do Corpo Etérico, então ainda relativamente jovem. Canson A3 e grafite. A Almuth gostou muito do desenho. Disse: impressionante! Isto é do Eu, o entusiasmo. Ou do c. astral?

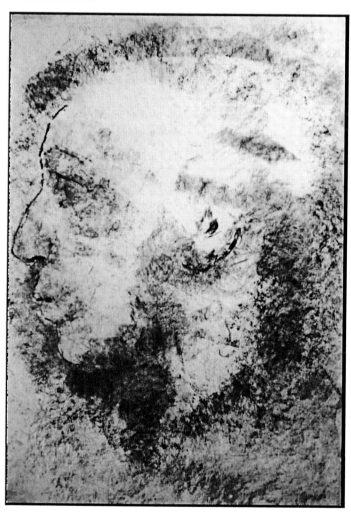

Fonte: Linda Tse

**Figura 37** – Várias faces masculinas. Reprodução de quadro dado pela Dr.ª Gudrun, para nosso treino do desenhar. O homem da frente tem os traços mais delineados, pela atuação do Corpo Astral. O que expande, de outras faces, é do Corpo Etérico. Barba é do Corpo Astral. Canson A3 e grafite.

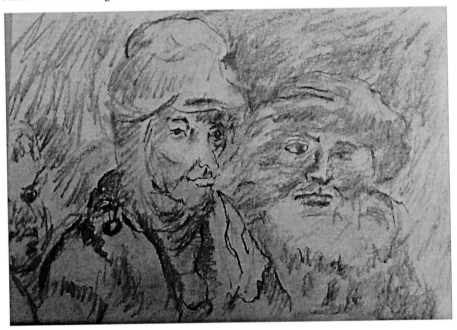

Fonte: Linda Tse

# OS QUATRO TEMPERAMENTOS E SUA RELAÇÃO COM A TRIMEMBRAÇÃO E OS QUATRO CORPOS

## Dados preliminares

Temperamentos são outra forma de se entender os vários corpos.

O "temperamento é a tendência do humor do indivíduo, e constitui a forma de reação e a sensibilidade inatas de uma pessoa em relação ao mundo" (König, 2003).

"Nos primeiros anos de vida, o temperamento pode vir a ser substituído. Em fins da segunda década, o temperamento duradouro se revela claramente. Pelo vigésimo ano, define-se nossa cor temperamental, e essa não se modifica mais até o fim da vida" (König, 2003).

Todos albergam os quatro temperamentos em sua pessoa, mas um dos quatro é mais pronunciado.

Já sabemos dessa relação na trimembração:

Sistema neurossensorial _____ Luz
Sistema rítmico _____ Cores
Sistema metabólico-reprodutor-locomotor ___ Escuridão.

A luz é da mesma natureza que o pensamento e as trevas são da mesma natureza que a vontade (Steiner).

A cor é o resultado da interação entre luz e trevas (Goethe).

"Um fenômeno similar ocorre na alma humana: a irradiante luz do pensar interagindo com as trevas do querer cria a coloração dos temperamentos. No lado de fora estão as cores; no lado de dentro, o espectro dos temperamentos" (König, 2003).

Conforme Steiner (2003), eles são tendências, mais do que tipos fixos, e um instrumento diagnóstico útil e flexível para entendermos a nós mesmos e aos outros. *Isso me parece um pouco diferente do que König escreveu acima, em termos da imutabilidade do temperamento pelo vigésimo ano até o fim da vida.*

Os temperamentos podem ser associados aos quatro corpos, aos quatro reinos da natureza e aos quatro sistemas orgânicos. Vide quadro:

| Os quatro temperamentos | Os quatro corpos | Os quatro elementos | Os quatro órgãos |
|---|---|---|---|
| Colérico | Eu | Fogo | Coração |
| Sanguíneo | Corpo astral | Ar | Rins |
| Fleumático | Corpo etérico | Água | Fígado |
| Melancólico | Corpo físico | Terra | Pulmões |

**Círculo dos temperamentos** (baseado em König).

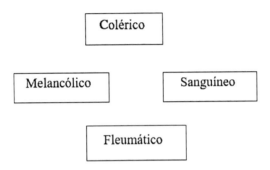

O temperamento da frente é o oposto, ausente no temperamento considerado. Os dos lados complementares, presentes em traços. Um predomina.

O colérico é voltado para o futuro.

O sanguíneo e o fleumático voltados para o presente.

O melancólico é confinado ao passado.

Steiner denominou as duas qualidades que constroem o temperamento de "excitabilidade e energia".

## O colérico: grande energia e grande excitabilidade

Steiner diz que, neste temperamento, o Eu predomina, expressando-se fisicamente por meio do sangue. E que, tentando reproduzir em nós mesmos o humor colérico, podemos observar que tem a ver com querermos que as coisas sejam feitas, possivelmente de uma maneira um tanto agressiva. Contatamos mais com nossa identidade, com o cerne do nosso ser (Steiner, 2003, tradução livre).

"O Eu se fortalece gerando um centro forte e firme no interior. Com isso impede a alma e o etérico de se desenvolverem e, como consequência, as forças formativas tornam-se limitadas. Por isso, muitas vezes as pessoas coléricas têm baixa estatura como Napoleão" (Citado por Steiner, 2003, tradução livre). Os olhos são em geral escuros, pois o Eu predomina sobre a alma e impede o surgimento das cores. A luminosidade se volta para o interior, com a maneira firme e segura de olhar ardente e brilhante. A pessoa apresenta andar firme, apoiado no calcanhar, e fisionomia bem talhada. Ela vive no calor do sangue (Marques, 2013). Um exemplo: Ludwig van Beethoven.

Em aulas sobre Antroposofia, fala-se que não se deve confundir explosão colérica necessariamente com o temperamento colérico. E que o colérico é objetivado, focado, realizador. *Talvez, de maneira geral, os cirurgiões sejam um exemplo do tipo colérico.* Ligação com o fogo. Órgão relacionado: Coração.

**Figura 38** – Possível temperamento colérico. Quadro feito durante aula com a terapeuta Almuth Haller. Reprodução. Papel Canson A3 e grafite.

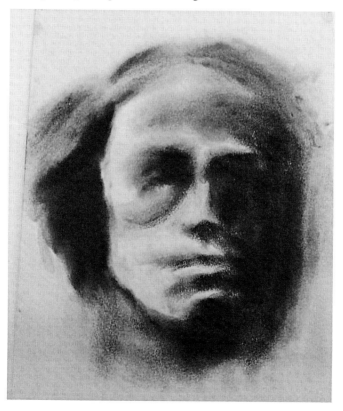

## O Sanguíneo: pouca energia e grande excitabilidade

Conforme Steiner, o corpo astral predomina no temperamento sanguíneo, e fisicamente expressa-se no sistema nervoso. "Sejamos sanguíneos por um momento. Gostamos de falar e geralmente falamos de qualquer coisa que vem à cabeça, constantemente mudando de assunto na medida em que uma ideia se associa à outra. Quando relatamos alguma experiência, somos preenchidos com a intensa emoção que a experiência originariamente provocou. As pessoas sanguíneas são muito acordadas e muito abertas a impressões sensoriais como som e cheiro. Sob estresse tornam-se uma pilha de nervos, sobressaltando-se com o menor ruído. Assim podemos entender que este temperamento tem forte conexão com o sistema nervoso. O astral é o corpo do sentir e do movimento, uma característica chave do reino animal. Necessário que o Eu se guarde contra o excesso do corpo astral" (Steiner, 2003,tradução livre).

*Não é à toa que popularmente usa-se a expressão "problema dos nervos", quando se quer referir aos problemas emocionais, ou quando, em relação a isso, o paciente solicita encaminhamento para neurologista.*

Volubilidade. Andar saltitante (Marques, 2013).

Não mencionado por Steiner, o sanguíneo é um tipo social, agradável com quem se conviver, não se pode faltar nas festas, comunicativo, tem senso de humor. Exagerando-se, pode se tornar fofoqueiro, com queda para se envolver em vida alheia. O Dr. Derblai, em aula, menciona o executivo que vai muito frequentemente ao banheiro, e leva o celular junto. Hoje, talvez todos estejam fazendo isso. Até deixam cair o celular no vaso.

Ligação com o ar. Órgão relacionado: rim.

**Figura 39 – Reprodução de August Macke, que desenhou seu amigo Franz Marc.** Cachorro que urina e ao mesmo tempo planta bananeira, ainda em cima de outro cachorro: só pode ser sanguíneo.

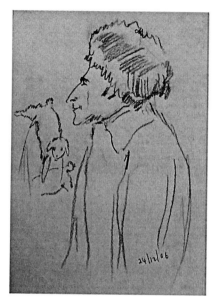

Fonte: Linda Tse

**Figura 40 – Novamente Macke e a namorada.** Quando casados, em viagem, tiveram que sair da casa do senhor que os hospedava, porque este não conseguiu suportar a alegria ilimitada de viver do jovem casal. Temperamento sanguíneo, do casal. Do homem, talvez melancólico. Ou colérico?

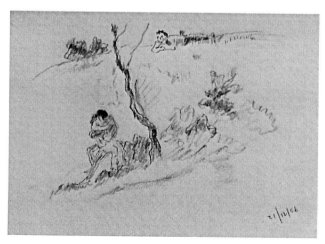

Fonte: compilado da autora

**Figura 41 – Circo.** Reprodução em esboço de pintura de August Macke, a óleo. Movimentação e alegria têm a ver com a temperamento sanguíneo. Canson A3 e grafite.

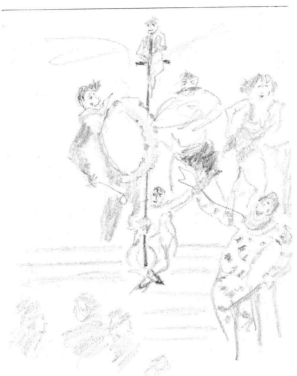

Fonte: compilado da autora

## O Fleumático: pouca energia e pouca excitabilidade

Neste temperamento, diz Steiner, o corpo etérico predomina. Fisicamente, manifesta-se no sistema glandular. "Deslizando para dentro do temperamento fleumático por um momento: queremos continuamente ser indulgentes com nossos confortos como criatura, como uma boa refeição e o sentimento de bem-estar que o entorpecimento pós-prandial produz. É quando todas as glândulas digestivas estão plenamente em trabalho. Os fleumáticos não são avessos a gozar períodos vegetativos, revelando sua semelhança com o reino vegetal" (Steiner, 2003, tradução livre).

"Como fleumáticos, não somos tão entusiasmados por excitação quanto o sanguíneo, nem tão desesperados por ação quanto o colérico. Em lugar disso, somos bastante felizes em nos deixarmos estar quietos num lugar, novamente demonstrando a ligação com o mundo vegetal. Desenvolvemos uma relação diferente com o tempo; achamos que a maioria das coisas pode esperar um pouco" (Steiner, 2003, tradução livre).

Quando dormimos, conforme Steiner, o Eu e o corpo astral movem-se para o mundo espiritual, deixando o corpo etérico e o corpo físico na cama. O crescimento toma lugar principalmente à noite, quando o etérico está livre da influência inibitóriados corpos mais altos. Crescimento é outro padrão básico das plantas e é influenciado pelas secreções glandulares, como os hormônios de crescimento. O sistema reprodutor, que tem forte conexão com o etérico, também está bastante sob a influência das secreções glandulares (Steiner, 2003, tradução livre).

Ligação com a água. Órgão relacionado: Fígado.

**Figura 42 – Passa por fleumático?** Era para ser uma das forças adversas, o Lúcifer. Fui indo, indo, acabou saindo este rechonchudo, que é uma das características do temperamento. Em aula com Almuth. Canson A3 e carvão.

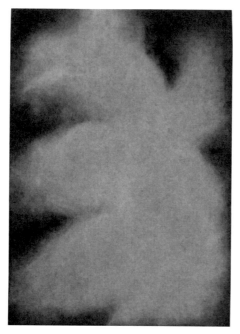

Fonte: compilado da autora

## O Tipo Melancólico: grande energia e pouca excitabilidade

Neste temperamento, o corpo físico predomina. Para entender o melancólico, precisamos sentir o peso do corpo físico. Tudo é um esforço. Pequenas queixas corporais tornam-se maiores. Os melancólicos são mais propensos a doenças degenerativas, sugerindo a conexão com o físico. Também podem ter grande compreensão pelo sofrimento dos outros (Steiner, 2003, tradução livre). Ligação com a terra. Órgão relacionado: Pulmão.

**Figura 43 – Possível temperamento melancólico**. Reprodução. Pintado em aula de Arte Moderna. Canson A3 e aquarela. Original: a óleo. Vi vários no Museu do Louvre.

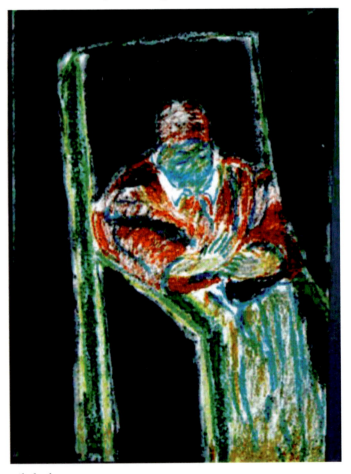

Fonte: compilado da autora

Collot d'Herbois fala de um **Quinto Temperamento**, além dos quatro que já conhecemos. Uma combinação de sentimento de tragédia, que é mais do que melancolia e um tipo de sanguinidade. Fala que muitos palhaços o têm. O baço está envolvido nesse temperamento (Collot.

"E algo mais deve ser entendido: quando Platão (no diálogo Philebus) falou sobre a natureza do riso, indicou que ele contém tanto o prazer, como a dor. Podemos acrescentar que o prazer está incorporado aos 'staccatos' da expiração. Entretanto, a inspiração profunda, que segue como resposta a uma pergunta, carrega em si certa dose de vergonha e dor. Após um ataque de riso vive em nós um sentimento de culpa, e aqui está a origem da natureza dupla de todo comediante: exteriormente ele faz a anedota; internamente, ele está em geral preenchido pela tristeza" (König, 2006, p. 23).*O seguinte texto me tocou.*

Na troca novamente da posição de comando da Assíria, em que Sargon, o filho da Águia Branca, educado no mais alto grau de espiritualidade do Mazdaísmo, na antiga Pérsia, estava deixando o reinado depois de três anos de paz, ordem, justiça, educação, porque o povo queria de novo guerra, violência, desordem, em prol do outro Sargon. Nesta hora surgiu na sala Kiros, o bobo da corte. Vestia-se simplesmente, sem berloques nem cores extravagantes. Dirigiu-se diretamente a Sargon e o fazia com humildade. "Meu imperador, sei que ides deixar a Assíria e o fareis ainda hoje. Não me pergunteis quem me informou. Quem o fez sabe o quanto vos amo e respeito e vos ama e respeita também. Não sou assírio. Fui trazido à corte por alguém que [...]. Meu imperador, deixai-me seguir convosco. Meus olhos e o meu coração não me enganaram quando vos vi... Sou menos que um cão. Fazia rir a todos, mas vós jamais sorristes ante as minhas truanices. E um dia me dissestes: 'Kiros, és um homem. Não há mal em fazer rir aos parvos e desocupados. No entanto, há trabalho mais digno necessitando de tuas mãos...Por que não usá-las em ações mais úteis a ti e ao teu próximo? Tens um corajoso espírito, Kiros, ansioso de elevação. Sei que após fazeres rir a muitos, choras sentindo-te infeliz e só... Vai, és merecedor de mais nobre mister...." (Bacelar, 2017).

# VISÃO CONJUNTA DA TRIMEMBRAÇÃO E QUADRIMEMBRAÇÃO

Panorama para o diagnóstico e programação para o tratamento

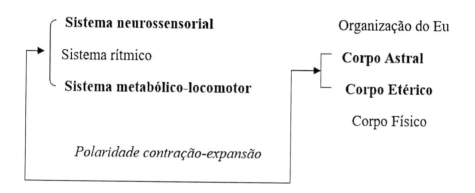

Dentro de quadrimembração humana, o Corpo Astral e o Corpo Etérico também formam uma polaridade de contração e expansão entre si, à semelhança da polaridade entre os sistemas neurossensorial e metabólico-locomotor, embora os constituintes correspondentes sejam diferentes entre si. **O sistema neurossensorial** está mais ligado ao pensar, ao intelecto, a conceitos, ao espelhamento, ao desgaste desde o nascimento, é frio, enquanto **o corpo astral** está ligado mais às emoções, ao sentir, à excitabilidade, aos desejos, mas também desgasta. **O sistema metabólico-locomotor**, por sua vez, é expansão, inflamação, caos, inconsciência (a parte metabólica), enquanto **o corpo etérico** é expansão, mas também regeneração, crescimento, ideias, ordenação, memória, e possibilidades de cura.

**Tanto o sistema neurossensorial, da trimembração, como o corpo astral, da quadrimembração, em excesso,** podem levar ao endurecimento, à contração, à tensão, ao processo frio, ao catabolismo, abrindo caminho para as doenças esclerosantes e estados degenerativos.

**Tanto a consciência ligada ao sistema neurossensorial como a ligada ao corpo astral** levam ao desgaste do corpo etérico, com consequente ressecamento, diminuição da vitalidade, do turgor, da juventude, da memória e da possibilidade de doenças frias, como câncer e até Alzheimer.

Na verdade, quase todas as doenças prevalentes de quarenta e dois anos para cima são doenças frias, embora possam aparecer mais cedo (estuda-se isso na Biografia).

## Desgaste. Consciência e Autoconsciência

Fala-se que o desenvolvimento da consciência leva ao desgaste do etérico. Aí se pergunta: mas não é bom ter consciência, se é com a consciência que as pessoas procuram tornar-se melhores, mudar, ter discernimento, autoeducar-se e ter mais saúde? Essa é outra consciência. Ou é outro nível de consciência. É a consciência ligada ao Eu, à espiritualidade, à Presença do Eu Sou, ao Cristo Pessoal de cada um. É a chamada autoconsciência. Essa consciência pode nos tornar mais jovens, mais saudáveis, mais abundantes e, dizem, até mais bonitos.

As pessoas também podem perguntar: não é bom pensar, ser intelectualizado, saber ter conceitos? Talvez o problema seja o pensar ressequido, aprisionado, astralizado, não frutífero, não criativo, não expansivo, não amoroso, não imaginativo, não vivo. E o desgaste do sistema neurossensorial desde o início da vida da pessoa é independente do que a pessoa possa fazer. Isso é inerente, é uma característica deste sistema. É um sacrifício que este sistema faz para adquirir outras qualidades, como o espelhamento (baseado em Milanese). Embora a gente vá aumentando este desgaste ao longo da nossa vida. Na antroposofia, às vezes, para xingar outra pessoa, diz-se: "você é muito neurossensorial!". O corpo astral é ancoragem para a alma, e esta tem os componentes do pensar, sentir e querer. O pensar então também entra aí. O pensar pode ser seguido por sentimento, trazendo desgaste, se este não for bom.

"O intelecto é um veículo maravilhoso para a atuação do Eu Superior, mas a mente racional e educada não é capaz de criar sozinha esta conexão tão importante com a alma. Na verdade, ela pode gerar um curto-circuito". "Existe uma forma de conhecimento superior à inteligência. Que a alma inteligente transcenda a inteligência [...]. Este, meus amigos, é o trabalho divino da alma". São palavras do filósofo neoplatônico Proclus, do século V. Palestras da espiritualidade.

"O intelecto não pode tomar o lugar da alma. É por isso que a educação do coração e da alma são tão importantes quanto a educação da mente. Para criar um porto seguro para alma precisamos, de vez em quando, desligar o intelecto e entrar conscientemente no coração e na alma, para entrar em contato com nosso ser interior criativo" (Prophet, 2006, p. 53-54).

## Prevenção das doenças utilizando-se do esquema em conjunto da trie quadrimembração. Vide esquema anterior.

Olhando-se para o esquema, e utilizando de recursos que você tenha, como pinturas livres, biografia ou uma boa anamnese, examinando-se o (a) paciente em posição dinâmica, caminhando, e não apenas em posição estática, parado, isso ajuda a revelar a situação do Eu do paciente; enfim, utilizando-se de recursos que você tenha, pode-se ter um panorama da situação do paciente dentro desse esquema. E você pode programar o que pode fazer com ele utilizando-se desse mesmo esquema.

Na prevenção das doenças, e mesmo na condução do tratamento, tem que se descobrir: **como endurecer menos, como trazer mais calor, como trazer mais movimento, como harmonizar o corpo astral, como fortalecer o Eu, como prevenir a perda da etericidade, como trabalhar o sistema rítmico, reforçando o seu papel de equilibrador e sanador.** Há bastante coisa para se fazer, mesmo não utilizando de todos os recursos que a antroposofia oferece.

Dar uma averiguada na situação astral do paciente e em eventos relacionados pode contribuir para elucidar a situação. Embora isso possa ser um pouco perturbador.

Tive a experiência de me deparar com uma possível aluna de canto, em situações de doença que não aliviavam, e em quem iam sempre surgindo novas lesões de caráter maligno, e descobrir, nas suas próprias palavras, que ela estava cheia de ódio por uma outra pessoa, que lhe teria feito um mal, mas não com intenção.

O problema estava, então, no seu corpo astral. Tem que haver um perdão. Ela até sabe, mas não consegue. Fica na mesma conversa. Quando a gente vê isso em outras pessoas, percebe o quanto isso é fútil, patético, adoecedor, cronificador. Muito ilustrativo o seu caso. Como mensagem da espiritualidade: entrou contrariedade, entrou doença e morte. E como dizia o Dr. Derblai, as doenças começam ao nível da alma. Mas a gente pode enfrentar situações difíceis, especialmente quando o mal-estar provocado vem de pessoas que você pensa que são amigas. Os tais testes de vida, como é referido. Escrito em período atual, 2018.

Atendi uma vez num serviço de pronto-atendimento uma paciente jovem tomada de furúnculos. Quando ela estava já saindo, de costas para mim, e a sala era comprida, perguntei: escuta, tu andas com muita raiva? Ela se virou e disse: sim, andava com muita raiva. A consulta já tinha acabado, serviu para alertá-la. A raiva estava se extravasando toda pelo corpo.

Lembrar que o sal endurece. A mulher de Ló olhou para trás e virou uma estátua de sal. O sal puxa o corpo astral para dentro do corpo. As doenças começam ao nível do corpo astral, ou da alma. Na visão antroposófica, é o rim quem coloca a alma para dentro do corpo (Marques). O rim relaciona-se com o ímpeto do temperamento É o responsável pela mobilização interior. O pensar penetra e repercute profundamente no organismo renal. Tem que se cuidar do rim, ou do corpo astral. (Holtzapfel, e aulas com Dr. Derblai).

Sobre os recursos semióticos que mencionei acima, o Dr. Ghelman começava seu atendimento médico com a biografia. Nem queria saber das queixas atuais do paciente. Traçava uma linha no papel, e ia marcando os eventos da vida do (a) paciente desde o início. Tinha uma caixa de papel-lenço ao lado, e ia entregando os lenços de tanto em tanto. Levava uma hora.

Pinturas livres para quem fez terapia artística, mas não necessariamente. O Dr. Marques, de Juiz de Fora, iniciava o dia cedo com sua equipe interpretando as pinturas livres de algum (a) paciente. Faz-se a descrição física do quadro primeiro. E depois dos outros aspectos, dos outros corpos. Mais adiante em curso foi dito que é difícil captar o Eu.

As pinturas livres apresentam o diagnóstico mais rapidamente. Como o excesso do sistema neurossensorial. Uma colega do grupo de espiritualidade que pintou comigo: ênfase no neurossensorial, mas via-se também o seu bom-caráter. Não sabia que isso podia aparecer, mas parecia que estava exalando do quadro. Outra pessoa que pintou comigo idem: ênfase no sistema neurossensorial, mas percebia-se, pelos quadros, que estava bem harmonizada. Tinha alguns sintomas, e estava em exames, inclusive de imagem. Escrevi: não deve ter doença grave. Dias depois soube do resultado dos exames: todos normais.

Sobre o exame de uma pessoa atendida: foi comentado no livro *O que é Euritmia Curativa*, de Wennershou, que "o médico examina o paciente 'estático', enquanto que o euritmista curativo tem interesse principalmente nos movimentos, podendo 'ler' nos movimentos o de que o paciente necessita" (p. 20-22). E que ambos (médico e euritmista) deveriam trabalhar em conjunto. Numa paciente de 38 anos, de andar vacilante, sempre um

FUNDAMENTOS EM ANTROPOSOFIA E DICAS PARA A SAÚDE E MEMÓRIA

pouco depressiva, e múltiplos outros sintomas, foi procurado detectar qual o fonema ou o movimento do fonema que não estava em ordem. Era o movimento do fonema I. "A força deste fonema estava como que oculta na paciente. Era necessário despertar e construir essa força novamente.". Foram necessários exercícios de preparação, caminhando para frente e para trás em linha reta, E, finalmente, o movimento do I pôde ser realizado. Houve um crescente processo de sensibilização na percepção do próprio movimento, o que era quase impossível no início. Conseguiu, aos poucos, e não apenas exteriormente, alcançar a verticalidade, aprumar-se. "Uma certa alegria de viver começou a invadi-la gradualmente, e ela pôde dominar as crises que sua vida lhe apresentava. O exercício do I ainda a acompanha periodicamente". O "Dumba, dumba" poderia ser-lhe indicado. Em outra referência, fala-se em andar para trás e para frente. Escrevi isso porque hoje estamos envolvidos nessa questão dos fonemas, e por causa do esquema da tri e da quadrimembração. O "Dumba-dumba" foi da nossa aula de canto. O "I" tem a ver com o Eu.

Os quatro corpos são relacionados entre si. Há uma dominância de um sobre outro. O Eu domina sobre o corpo astral, este sobre o corpo etérico, e este sobre o corpo físico. Se não for assim, podem aparecer situações de doença. Se há predominância do corpo etérico, o corpo astral e o Eu não exercendo atividade apropriada sobre este, pode surgir câncer (baseado em Steiner, 2003, p.168, tradução livre). Observação: corpo etérico tem a ver com crescimento.

Se o corpo astral é muito forte, não podendo ser controlado pelo Eu, com seu processo catabólico degenerativo não controlado, não equilibrado, não neutralizado por um concomitante Eu fraco, surgem sintomas e doenças. Como atividade cardíaca anormal, atividade glandular aumentada, ocorrendo doença de Graves ou hipertireoidismo, ou sintomas como inquietude, nervosismo, insônia. (baseado em Steiner, 2003, p.168, tradução livre). Aliás, o próprio hipertireoidismo pode provocar esses sintomas.

Como podemos reconhecer o astral no processo aéreo? Emoções profundas invariavelmente têm um profundo efeito na respiração. Somos acometidos de um suspiro inalatório de espanto em experiências surpreendentes e exalamos um de alívio quando o estresse passou. Frequentemente ataques de asma são desencadeadas por estresse. Crianças muito perturbadas emocionalmente têm invariavelmente distúrbios respiratórios. Na experiência de 21 anos do autor como médico escolar, sua respiração é superficial e irregular, sendo difícil de contar. Alguém pode ter flatulência com certa retirada das forças astrais do etérico e físico no abdômen. Normalmente o astral deveria permear o etérico e físico no abdômen (Steiner, 2003, p. 88, tradução livre).

Como podemos experienciar o etérico no sistema fluido? Podemos nos sentir drenados de energia e estarmos pesados com os cuidados que sobrecarregam nosso trabalho mental, sem fazer exercícios. Se neste estado nós sim fizermos exercício, isso vai nos deixar com um brilho caloroso de energia e bem-estar, e nosso passo e nossa postura podem recuperara sua leveza. Isto pode se tornar em estímulo para nosso coração e nossa circulação, vindo a energizar nosso etérico no organismo fluido. Há condições em que o fluido se acumula nas pernas (edema), por exemplo, na insuficiência cardíaca e no câncer terminal. Isso indica que o etérico não domina mais o organismo fluido. Algum fluido se concentrou dentro do físico, perdendo sua leveza (um padrão chave do etérico), tornando-se mais fortemente sujeito à influência da gravidade (Steiner, 2003, p. 88, tradução livre).

Vimos já que o temperamento sanguíneo pode manifestar-se como um fluxo contínuo intenso de pensamentos e sentimentos imediatos. Estes podem causar nervosismo e insônia. Uma forma de lidar com isso é usar a memória de imagens dos eventos do dia, antes de ir dormir. Isto é melhor quando feito em sequência inversa. Fazendo assim, a velocidade dos pensamentos se aquieta, permitindo à pessoa relaxar e cair no sono (bem-estar é a assinatura do etérico), como são as imagens relembradas na tranquilidade (Steiner, 2003, p. 88-89, tradução livre).

Normalmente nos damos conta de estados em nós relacionados a condições físicas, como alimentos, nossos hormônios, remédios que tomamos etc., que influenciam em nosso humor e nossa sensação de bem estar. A Medicina Tradicional habitualmente está envolvida nestes aspectos físicos. No texto que segue, todavia, Steiner refere-se à direção oposta de influência: a interação entre pensamentos morais estimulando o organismo de calor, que por sua vez produz luz no organismo aéreo, então tom no organismo fluido e finalmente vida no organismo físico (Steiner, 2003, p.89, tradução livre).

Quando realizamos um ato pelo qual realmente estamos motivados, o que fazemos da profundidade do nosso ser, surge um caloroso entusiasmo como vimos. Isso por sua vez irradia alegria em sentir a vida, então trabalha em um nível mais profundo, produzindo uma sensação de bem estar, e finalmente nos torna saudáveis em um sentido físico (Steiner, 2003, p.89, tradução livre).

Em outra referência do Steiner: Se seu paciente tiver uma ânsia pelo sal, diz Steiner, você está lidando com uma pessoa que tem uma forte conexão do Eu e do corpo astral com o corpo físico e etérico (Steiner, 2003, p.182).

Se distúrbios em secreção são evidentes, presente estará sempre um distúrbio na habilidade do Eu e do corpo astral em manter o controle sobre os corpos etérico e físico (Steiner, 2003, p.182). Tenho uma irmã, paciente psiquiátrica, que está sempre secretando. Agora entendo. Da biografia: ela havia conquistado o primeiro lugar no vestibular para Música na UFRGS, na época provas muito difíceis e com pontos sorteados. Cursou a faculdade por um ano, e teve que sair, porque, na unificação das Universidades, não se podia ter apenas 16 anos. Era chamada de gênio por colegas de cursinho (Medicina).

Os corpos suprassensíveis (etérico, astral, e o Eu) atuam muito fortemente dentro do físico, no sistema metabólico-locomotor, enquanto na cabeça eles são, de alguma forma, retirados, permitindo à consciência acordada se desdobrar. O Eu no sistema metabólico-locomotor é, por assim dizer, vestido com esses corpos suprassensíveis trabalhando no sangue. Na cabeça, o centro dos sistemas nervoso e sensorial, o Eu trabalha de maneira nua e direta. No sistema metabólico o Eu trabalha de forma anabólica (sintetizando), enquanto na cabeça ele trabalha de forma catabólica (destruindo). Já sabemos que o exercício pode nos dar um senso de bem-estar, enquanto o trabalho de cabeça pode nos tornar tensos e nervosos. Steiner examina essas tendências até o ponto de elas se tornarem patológicas (Steiner, 2003, p.122, tradução livre).

*Estes são alguns apanhados do Steiner sobre a tri e a quadrimembração, em termos de diagnóstico, de interação dos vários corpos, de compreensão do ser em um nível mais sutil, profundo e complexo. Não somos apenas o ser físico, a materialidade bruta. Somos calor, luz, tom e vida. A avaliação médica de um ser humano como paciente nem sempre alcança estes vários níveis. Mas é possível que modernas pesquisas já estejam apontando para essa direção (da autora).*

**Figura 44 – Esboço de paciente hospitalizada.** Com múltiplas doenças, a principal no final de sua vida a Insuficiência Renal. Corpo físico afetado. Corpo etérico diminuído. Presente a sua astralização. O Eu e a Organização do Eu enfraquecidos. Feito durante o plantão, para treino, em papel Canson A4 e grafite.

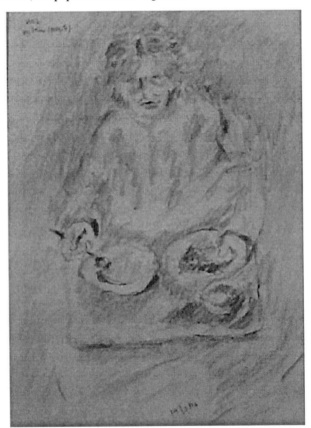

Fonte: compilado da autora

**Figura 45 – Em súplica.** Reprodução de quadro trazido por Dr.ª Gudrun. A súplica pertence ao corpo astral? Às vezes a gente passa por essa necessidade. A Vida deveria ser tão abundante, livre, radiosa, que não se precisaria disso. Nesse caso, é o Eu que predomina. Canson A3 e grafite

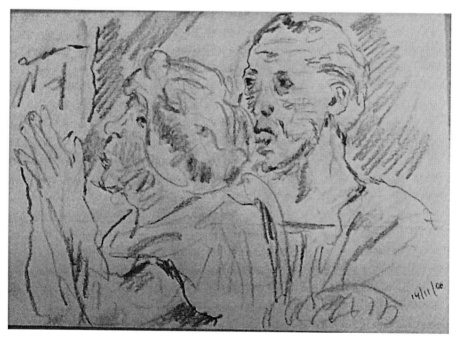

Fonte: Linda Tse

**Figura 46 – "Retrato da mulher do artista com chapéu".** Reprodução de quadro de August Macke. Turgor da face. O corpo etérico na mulher é maior que no homem. Canson e grafite. Original a óleo.

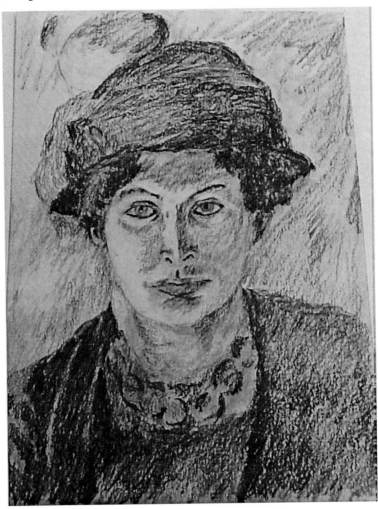

Fonte: Linda Tse (2006)

**Figura 47 – "Mulher nua, com almofadas".** Reprodução de quadro de August Macke. Com os quatro corpos. Percebe-se que é relativamente jovem, corpo físico sadio, corpo etéreo atuante, tranquila, Eu presente. Fiz a apresentação da biografia do pintor. A gente tinha que reproduzir tantas obras, exigência da Dr.ª Gudrun. Por sinal ela gostou muito. Registrou. Canson A3 e aquarela. Original a óleo. A modelo era a mulher do Macke. A Dr.ª Gudrun, os colegas a conhecem. Natural da Alemanha, foi quem trouxe a Antroposofia para o Brasil (São Paulo). Está radicada em Florianópolis. Foi ela quem iniciou os cursos na Associação Sagres, fazendo de tudo inicialmente. E foi o elemento motriz de mais cursos até um período recente. Hoje a Sagres tornou-se um conhecido centro de formação antroposófica.

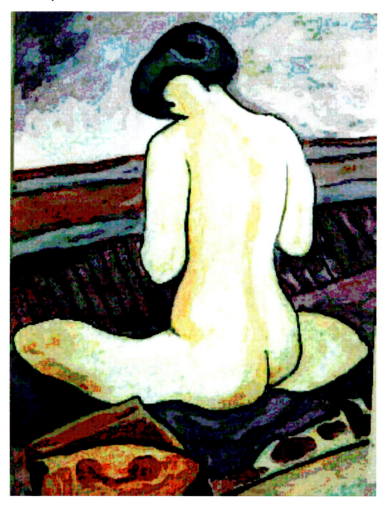

Fonte: Linda Tse (2008)

**Figura 48 – O Grito:** Corpo Astral exacerbado. Reprodução de quadro de Edvard Munch. Pintado em aula de Arte Moderna. Terapia Artística. Papel Canson A4 e giz pastel. Original a óleo.

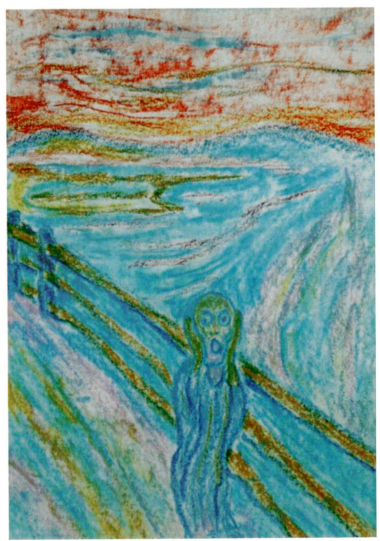

Fonte: Linda Tse

**Figura 49 – Retrato de colega funcionário.** Fazíamos plantão juntos. Ia de um plantão para outro, inclusive de pacientes psiquiátricos. Muito atento, esforçado, sempre pegando junto. Pode haver um desgaste do Corpo Etérico. A Prof.ª Goudy, da escultura, achou o desenho expressivo. Canson A4 e giz pastel.

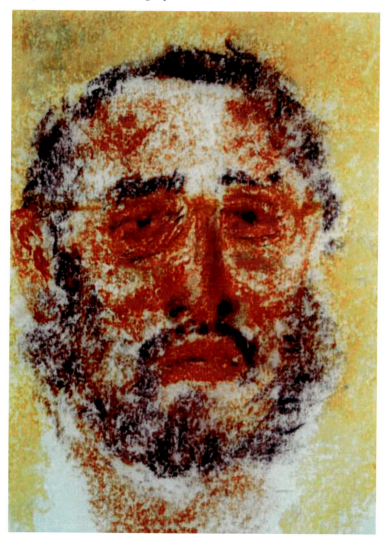

Fonte: Linda Tse

# DICAS PARA A SAÚDE E MEMÓRIA

## 1. Atenção e saúde

Steiner ressalta a importância de prestarmos atenção àquilo que se está fazendo, unindo nossa mais íntima essência à ação, e que temos que ter este hábito desde crianças. Deu o exemplo de estudar gostando daquele assunto, e não por mera obrigação, tentando esquecê-lo o mais rápido possível. Cabeça num lugar, coração em outro, faz com que o corpo etérico se enfraqueça cada vez mais. É a plena atenção que preserva a nossa saúde. Tinha um regente de coral que dizia que temos que dedicar a mesma atenção para entrar em um casamento como para descascar uma laranja. As pessoas podem estar presas ao passado, remoendo, lamentando-se, ou ansiosos pelo futuro, temendo o que possa vir a acontecer, em vez de estar no presente. Isso pode trazer doenças. Ou as pessoas estão correndo, sem parar um instante, sem chance de ter um minuto meditativo, sem se observar. Em alguma referência, Steiner recomenda que nos observemos.

## 2. Fortalecer a memória e o corpo etérico

Tem três exercícios que Steiner deu para fortalecer a memória que, sendo feitos, podem fortalecer nosso corpo etérico. Na Antroposofia, o corpo etérico deve ser considerado, de certa forma, como o portador da memória. Fazendo algo que fortaleça as forças da memória, isto se estenderá para o corpo etérico. E, de acordo com Steiner, este fortalecimento também fará que a pessoa, gradualmente, deixe de ter certos estados nervosos e certos estados espásticos. O corpo etérico domina sobre o físico; neste caso, de movimentos espásticos, não está dominando (baseado em Steiner, 1996, p. 14).

Um dos exercícios propostos por Steiner para fortalecimento da memória é: colocar objetos de uso comum deliberadamente em locais não habituais, mas desenvolvendo o pensamento de que depositou o objeto nesse local, e fixando a imagem da situação. Pode não funcionar desde o início. Com o tempo, o esquecimento se afastará cada vez mais. Relacionou-se o Eu (nosso cerne anímico-espiritual) com o ato executado e acrescentou-se uma imagem. O corpo etérico torna-se cada vez mais forte e consolidado com esse agir (baseado em Steiner, 1996, p. 14). Uma dúvida: por esse exercício, você primeiro aguça a memória; com o hábito, consolida-se o corpo etérico. Poderia se considerar assim: fortalecendo o corpo etérico, fortalece-se a memória?

Conforme Steiner, há também outra vantagem. Pode-se aconselhar uma pessoa a ter esse hábito, "não somente pelo fato de a conhecermos como distraída, mas por ela apresentar certos sintomas de nervosismo". "Propomos a uma pessoa sempre irrequieta e nervosa acompanhar a colocação de objetos com pensamentos, conforme indicamos; e veremos que não somente diminuirá seu esquecimento mas também, como consequência do fortalecimento de seu corpo etérico, gradualmente ela perderá certos estados nervosos" (Steiner, 1996, p. 15-16).

Outro exercício proposto é esforçar-se, todo o dia, durante quinze minutos ou meia hora, por adotar outra caligrafia. Acostumar-se a desenhar letras. Com isso, a pessoa é obrigada a prestar atenção naquilo que está fazendo, e não escrever mecanicamente. Une-se a mais íntima essência à ação. Isso reforça o nosso corpo etérico ou vital (baseado em Steiner, 1996, p. 18).Os médicos deveriam praticar este exercício. Aliás, a prática de escrever apressadamente e com letra ilegível deve provocar diminuição do etérico, causar cansaço, sensação de não ordenação. Pessoalmente, não me sinto bem com esse hábito. Steiner prossegue: "Por outro lado, tudo o que une nossa essência à nossa ação reforça nosso corpo etérico ou vital. E com isto nos tornamos pessoas mais sadias" (Steiner, 1996, p. 19).

Steiner comenta sobre a questão da educação e, novamente, sobre o problema do nervosismo. "tal modificação da escrita e a intensa atenção que isto requer teriam uma influência eminentemente fortalecedora sobre o corpo etérico em desenvolvimento, e muitas das condições nervosas não se apresentariam nos adultos" (Steiner, 1996, p. 19).

O terceiro exercício proposto é a famosa retrospectiva. No meio antroposófico, conhece-se o exercício da retrospectiva do dia, em que se rememoram os acontecimentos daquele dia de trás para diante, mas sem envolvimento emocional. Costuma-se fazê-lo durante os cursos. Aos pacientes orienta-se para fazer à noite, antes de dormir. Essa retrospectiva pode se estender a outras coisas, como em relação a uma história, a uma peça de teatro, e assim por diante. Isso também é importante para consolidar nosso corpo etérico (baseado em Steiner, 1996, p. 20-21).

**Figura 50 – Devoção.** A terapeuta Almuth salientava a necessidade de se trabalhar a devoção com os pacientes diabéticos, além da conexão com a Natureza. Pintura feita em aula. Papel Canson A3 e aquarela. Para quem não enxergar, o menino está ajoelhado.

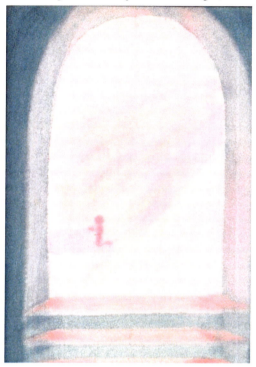

Fonte: Linda Tse

## 7. Da missão da reverência e o atendimento

Deliberações sobre as quais alguns leitores questionam: "o que tem a ver com a medicina "amor, devoção, reverência? Para Rudolf Steiner são um pré-requisito, uma atitude fundamental da alma, sem as quais nenhuma pesquisa médica nem a relação médico-paciente podem beneficiar. A Medicina deve ser desenvolvida por meio do conhecimento da relação entre o microcosmo (o ser humano) e o macrocosmo (o mundo e o cosmos); este conhecimento pode surgir desenvolvendo faculdades como ele as descreve. Um médico pode apenas diagnosticar e prescrever de maneira benéfica baseado nessas mesmas qualidades de intuição, reverência e amor, todas as quais fazem surgir o verdadeiro conhecimento (baseado em Steiner, 2003, p. 46, tradução livre).

## 8. Desvendar da voz e o etérico

Várias práticas complementares da Antroposofia trabalham buscando o desenvolvimento do etérico. Uma delas é a escola do Desvendar da Voz (Canto e Cantoterapia). Uma autoridade nessa área conseguia que todos na sala, que não tinham formação em música exceto quem escreve, cantassem harmonizados e afinados; um efeito quase mágico. Também se solicita que não se cante forte, para chegar ao etérico. Paradoxalmente, a voz se amplia.

Quando as pessoas se preparam para cantar, para uma apresentação, faz-se aquecimento vocal. Este aquecimento não é apenas em relação às cordas vocais. Desde o momento em que a pessoa começa a se envolver, a se preparar, a trazer as músicas no seu íntimo, a entoar um pouco, já está ocorrendo um aquecimento. Parece que isso também ajuda a cantar melhor. O aquecimento em grupo ajuda a harmonizar, a integrar, a ir para o etérico.

Eugen Kolisko (Werbeck-Svardstrom, p. 174): "Como nessa escola a atividade de canto é considerada algo emanado do homem inteiro, e não produzido por órgãos físicos isolados, a voz humana deve ser vista como algo que vive em cada ser humano, permeando-o por inteiro e cuja manifestação só pode ser impedida por obstáculos físicos. Trata-se de uma escola para o desvendar da voz, pois o aprendizado do canto pode apenas desvendar e fazer manifestar algo que já esteja presente no ser humano". Ainda do autor: "Por isso esse canto possui não só um resultado artístico, mas também um efeito terapêutico. É muito frequente haver uma extraordinária ampliação da capacidade de cantar". Há pessoas que sofrem de complexo de inferioridade e outras inibições psicológicas que podem se libertar, cultivando de maneira adequada suas capacidades artísticas ocultas pouco desenvolvidas ou mesmo atrofiadas. O autor testemunha a ocorrência desses casos em várias oportunidades.

## 9. Centros energéticos e nossa saúde

Considerando que os chacras, os centros energéticos que regem as nossas principais glândulas endócrinas, localizados ao longo da coluna vertebral em nível etérico, têm a ver com a nossa saúde, também é uma boa tentar equilibrá-los. Steiner também fala dos *chakras*.

Recebi um texto da Biblioteca Virtual da Antroposofia. "Rudolf Steiner: Iniciação e seus resultados, Centros Astrais – *Chakras*".

## 3. Movimento e calor

A professora da metodologia Collot d'Herbois, ou Luz, Escuridão e Cores, enfatiza que é o movimento e o calor que trazem a cura. A gente faz isso na pintura. Mas pode haver outras formas.

A recomendação dos médicos para que os pacientes caminhem mais, façam exercícios, dancem, é uma forma de buscar equilibrar o excesso do sistema neurossensorial com o seu polo oposto, o metabólico-locomotor, mesmo que não saibam dessa relação. Os chineses diziam que a saúde começa pelas pernas, informa o instrutor de *tai chi chuan*. Conforme esse mesmo instrutor, *tai chi chuan* também fortalece os tendões, as articulações, os ossos e o sistema cardiocirculatório, e desenvolve o *chi*, ou *Qi*, (pronuncia-se *tchi*), a energia vital. "As posturas de *tai chi chuan* podem guiar a circulação de Qi no nosso corpo. Circulação de Qi pode curar uma centena de tipos diferentes de doença. Por meio da prática, Qi poderá circular integralmente através dos nossos meridianos, sendo que a força física não é usada para isso" (Dong, 2006).*A mim me parece que o* chi *tem aproximação com o etérico.*

## 4. Equilíbrio do corpo astral

Os médicos também costumam recomendar aos pacientes que diminuam o seu estado de estresse e fiquem calmos. Essa é uma recomendação necessária e fundamental, mas muito difícil na prática. Isso tem a ver com inúmeros fatores, cada pessoa com as suas tendências, podendo entrar a sombra, o morador de umbral (o eu irreal), os temperamentos, a psicologia mais profunda não resolvida, o entorno astralizante, a biografia não entendida, não aceita, a suscetibilidade a influências das mais diversas, medo, insegurança, culpa, desafios não assumidos, testes de vida em que se falhou, sem nem saber que foram testes, a pressa, a desordem. Em todas essas situações, geralmente o nosso centro não está atuante. A pintura terapêutica, na metodologia Luz, Cores, Escuridão, pode ajudar nesse sentido, porque trabalha com o Eu, principalmente por meio da técnica do velado, ou da pintura em camadas. No *taichi chuan* também se fala na importância de ter centro. Com isso, desenvolve-se a vitalidade, a estabilidade e, consequentemente, o poder. Foca-se o espírito. Agora sabemos que podemos usar as vogais I e U. E o "dumba-dumba", das aulas de Canto e Cantoterapia. As vogais são praticadas em gestos. O I fortalece o Eu e o U, entre outras coisas, pode prevenir quedas.

O aumento do sistema neurossensorial e o do corpo astral não precisam estar na mesma proporção. Uma paciente de 86 anos de idade fez uma pintura livre, diagnóstica, de forma lenta, todo o quadro com pinceladas retas, paralelas, que ela queria que fossem mais retas, pois as via como curvas, e que não se misturavam e não podiam se misturar. Ênfase no neurossensorial. Mas ela era uma pessoa tranquila, agradável, grata à vida, terna. O corpo astral então é relativamente tranquilo. Exceto pela prótese de joelhos que precisou colocar, pode-se dizer que era sadia.

## 5. Atitude de devoção e o etérico

Moraes lembra a atitude de devoção para aumentarmos o nosso campo etérico. A veneração sustenta e preserva a vitalidade ou o corpo etérico. Esta se nutre ainda de fatores como beleza, bondade, calor humano. Um ser humano destituído dessas vivências sente-se empobrecido, abandonado, desamparado, e tem as defesas orgânicas e anímicas afetadas. A falta de veneração resseca, fragiliza, torna a pessoa vulnerável (baseado em Moraes, 2005).

## 6. Devoção e aprendizado

Steiner fala bastante sobre a devoção. Considera que a melhor forma de apreendermos sobre algo é por meio do amor e da devoção. E que uma educação deve levar em conta quanta força pode ser dada ao desenvolvimento da alma por meio do impulso devocional. Em relação à criança, a melhor maneira é acordar nessa o sentimento de reverência.

"É necessário lutar por um completo domínio de toda a personalidade por meio da autoconsciência de modo que corpo, alma e espírito façam uma harmonia. As funções do corpo, as inclinações e paixões da alma, os pensamentos e ideias do espírito devem ser trazidos à união completa entre si" (Steiner, citado por Maia).

"Neste texto Steiner considera alguns aspectos importantes para o desenvolvimento correto do corpo astral e de seus 'órgãos' denominados *chakras* ou flores de lótus. É interessante notar que, independente da filosofia individual, este parece ser o caminho natural de evolução do ser humano, principalmente pelas exigências colocadas por Steiner para o correto desenvolvimento desses centros, visto que ao analisar suas indicações mesmo sem vincular diretamente aos *chakras* percebe-se nelas a coerência, mesmo para os mais céticos e materialistas – independentemente dos resultados na percepção suprassensível" (Maia).

Como exemplo, o autor cita as seguintes indicações (não estou incluindo o conteúdo das citações): a organização da vida mental, controle das ações, comunicação, harmonia e integração, modo de Vida.

"Cita também que veracidade, retidão e honestidade são essenciais, não apenas 'boas intenções', mas também atos reais e cita que o verdadeiro objetivo não pode, senão, fortalecer a moralidade. Além do cultivo da perseverança e tolerância em relação a todas as pessoas e circunstâncias e também da imparcialidade (sem fanatismos ideológicos) e uma equanimidade emocional" (Steiner, por Maia).

## 10. O que são os *chakras* e qual a sua função?

O conhecimento dos chakras vem da sabedoria de antigas tradições espirituais. Conheciam a correspondência dos nossos sete níveis de ser comos sete centros de troca de energia entre o mundo espiritual e o mundo físico. Estes atuam em nível sutil. Têm a ver com nossa vitalidade, nossa criatividade, nosso bem estar, nossa felicidade.

Os chakras são centros através dos quais as energias dos diferentes campos são sincronizadas e distribuídas no corpo físico. São mais ou menos ativos no nível astral, no mental e, até certo ponto, nos níveis ainda mais elevados, nos quais desempenham diferentes papéis, sendo contudo de fundamental importância no nível etérico, onde funcionam como instrumentos para a concentração de energia no corpo (baseado em Karagulla, e Kunz, 1989, p.35).

"Os principais chakras do corpo etérico estão alinhados ao longo de um eixo vertical, com os cinco inferiores paralelos à medula espinhal, estendendo-se da base da coluna vertebral ao crânio, e os outros dois, um entre as sobrancelhas e o outro no alto da cabeça" (Karagulla e Kunz, p.35).

As principais funções dos chakras etéricos são absorver e distribuir o prana ou energia vital ao corpo etérico e, através deste, ao corpo físico; e manter as ligações dinâmicas com os chakras correspondentes nos corpos emocional e mental. Uma das funções dos chackras é coordenar a interação entre os diversos campos. A condição do corpo físico é afetada não apenas pela velocidade do fluxo da energia etérica, mas também pelo grau de harmonia no seu ritmo, e qualquer obstrução que possa deformar os padrões normais de energia resultam na perda de vitalidade e na doença (baseado em Karagulla e Kunz, 1989, p. 39).

A energia deve fluir pelos nossos sete chakras. Chakra, em sânscrito, significa roda, disco, círculo.

Os chakras têm a ver com nossa dimensão espiritual, com nosso equilíbrio, nossa harmonia, nossa cura, nossa saúde, nossa vitalidade.

Rudolf Steiner também mencionava isso. Os sete centros de energia do corpo são portões para essa dimensão espiritual. Deve haver uma ressonância nossa com o divino.

Se a gente se sente cansada, desanimada, talvez haja um desequilíbrio nos chacras, individualmente, ou na relação de um com o outro. E os problemas podem começar a nível do emocional.

Os chakras têm ligações com determinados órgãos do corpo, especialmente com as sete principais glândulas endócrinas.

Chakra Coronário: glândula pineal ou epífise, córtex cerebral, sistema nervoso.

Chakra Frontal ou do Terceiro Olho : glândula pituitária ou hipófise, partes do cérebro.

Chakra Laríngeo ou da Garganta: glândula tireoide, pulmões, sistema respiratório.

Chakra Cardíaco ou do Coração: coração, timo, sistema circulatório.

Chakra Umbelical ou do Plexo Solar: sistema digestivo, pâncreas, fígado, adrenais.

Chakra do Sacro: órgãos e sistemas de eliminação e reprodução; rege a sexualidade.

Chakra da Base da Coluna: morada do fogo kundalini, normalmente adormecido.

Às vezes a glândula pineal é vista como sinônimo da pituitária. Ou a pituitária como sinônimo da pineal. Ambas são glândulas muito diferentes. A glândula pineal é uma glândula ligada à espiritualidade, pouco conhecida pela medicina acadêmica, mas sabe-se que ela secreta a melatonina, que regula os padrões de sono, enquanto a pituitária, mais conhecida como hipófise, é uma glândula muito estudada e conhecida pela medicina acadêmica. Temos a adeno-hipófise (anterior) e a neuro-hipófise (posterior). Regula funções de outras glândulas endócrinas. É uma glândula mestra. A glândula que rege sobre a hipófise ou pituitária e a ela se liga pelo pedúnculo hipofisário é o hipotálamo, situado um pouco mais acima. Estes nomes confundem; compreende-se a troca de nomes.

O Dr. Ghelman, professor de Antroposofia, costumava associar doenças da tireoide a problemas de "Ingestão crônica de anfíbios", ou seja, a pessoa que engole muito sapo. Isso tem a ver com o chakra da laringe. Quem trabalha na área de Endocrinologia deveria saber dos chakras, e do percurso que vai do emocional até o etérico, daí até o físico. Mas é um assunto muito difícil. Como diagnosticar? Como tratar? Um chakra não adoece sozinho.

Observação: o coração há já algum tempo é conhecido como glândula endócrina, porque secreta vários hormônios natriuréticos. O Dr. Ghelman sempre se referia a isso.

## 11. Brincar

Ao observar um grupo de crianças brincando numa sala do Parque da Redenção, correndo, rindo, numa alegria esfuziante, o que fazia bem para quem estava do lado de fora, abrigando-se da chuva e granizo, era de se ponderar se isso não era uma boa para os adultos também: brincar. Apesar de que hoje em dia veem-se cada vez menos crianças brincando. O que se viu foi uma cena rara. Isso faz pressupor que os adultos de amanhã apresentarão ainda maior tendência para o sistema neurossensorial, para o desequilíbrio do nosso corpo astral e, consequentemente, acentuar-se-á o predomínio de doenças esclerosantes ou crônico-degenerativas.

## 12. Dissolver e integrar

Na pintura terapêutica, fala-se com frequência em: tem que trazer mais calor, tem que dissolver, tem que integrar. Muito provavelmente isso começa pelo terapeuta.

Com pacientes difíceis, formando-se vínculo com eles, pode-se gerar calor, e quem sabe esse calor possa dissolver estados endurecidos, tanto anímicos como físicos? Nessa relação, o acesso teria que ser por via espiritual, onde entra, em atenção individual, o amor, o perdão, isso em vários sentidos, e a gratidão. O bloqueio com determinado paciente pode ser a abertura para o crescimento e descobertas do próprio terapeuta. Quando isso ocorre, vivencia-se um estado de graça (o termo é do Steiner).

## 13. Desenvolver calor e o entusiasmo (tradução livre, do inglês)

Steiner fala sobre o desenvolvimento do calor por meio do entusiasmo. É para a gente pensar em alguém cuja alma está incendiada pelo entusiasmo, por um alto ideal moral, pelo ideal de generosidade, liberdade, bondade, amor, ou o que quer que seja. Ele também pode sentir entusiasmo por exemplos da expressão prática desses ideais. Mas ninguém conceberia que o entusiasmo que incendeia a alma possa penetrar nos ossos e músculos como tem sido descrito pela moderna fisiologia ou anatomia. Comenta: Se você refletir com cuidado, vai achar que isso é possível. Assim, vamos do reino da alma para o físico. Concluindo o que o autor quis dizer sobre o assunto: "Ideais morais, então, têm um efeito estimulante, revigorante sobre o organismo de calor" (Steiner, 2003, p. 122-123).

Como alguém pode experimentar o Eu no calor? Vimos que o Eu se mostra claramente no temperamento colérico. O entusiasmo que é gerado quando alguém faz o que realmente quer fazer e trabalhando sua mais profunda identidade é algo que gera calor interno. Inicialmente calor anímico e depois também calor físico" (Steiner, 2003, p.87).

## 14. Decisão e o Eu

Uma outra questão colocada por Steiner é quando temos que tomar decisões em que há uma posição para o sim e outra para o não. Há situações em que há um pró e um contra. Há vezes em que dependemos de outras pessoas para a tomada da decisão. Quando nós mesmos o fazemos, o Eu domina sobre o astral. Recomenda que não se tome essas ponderações estando nós cansados, esgotados, e sim estando fortes, de modo a saber que decisão tomar, permitindo então que a alma atue em nós. Se se tomou a decisão, e não se realizar o que foi decidido, isso enfraquece (Steiner, 1996).

## 15. Sobre a crítica

Em relação à crítica, quanto mais conseguirmos acostumar-nos a não fazer juízo sobre o próximo, tanto mais fomentaremos o fortalecimento do domínio do nosso Eu sobre nosso corpo astral (Steiner, 1996).

## 16. Compaixão, imunidade

Estudos em Neurociências mostraram que a compaixão aumenta a imunidade. A imunidade faz parte da organização do Eu. A compaixão deveria ser ensinada desde a infância (foi dito em uma palestra sobre espiritualidade).

## 17. Coração crístico e a Câmara Secreta

Desenvolver um coração crístico pode ser uma boa prevenção.

As pessoas perguntam: você acredita em Deus? Quem é muito auto-confiante pode dizer não. Antes, acreditava-se que Deus estava fora de nós. Hoje, já se sabe que Deus pode estar dentro de nós. Onde? No coração. No recôndito do nosso coração, onde há uma câmara secreta, onde habita a nossa centelha divina. A medicina acadêmica não sabe de sua existência, porque é espírito puro. Jesus disse: *tu, porém, quando orares, entra no teu quarto, e, fechada a porta, orarás a teu Pai, que vê em secreto [...]* (Mateus 6: 6). Houve um médico que, ao fazer uma palestra, também mencionou isso. A comunhão íntima na nossa câmara secreta.

Há a situação em que a mãe quer ensinar um filho pequeno que também errou, junto a uma criança maior, e ele diz que é muito pequeno ainda, não pode saber, e a mãe o lembra que ele tem a sua consciência. Tenho refletido sobre isso, e cheguei à conclusão de que deve ser aí, na câmara secreta, que está a nossa consciência sobre o que é certo ou não.

A câmara secreta do coração é o ponto de contato entre nós, micro-cosmo, com o macrocosmo. E é na câmara secreta que está a nossa Chama Trina. O que é isto? É uma chama de três plumas: azul, amarela e rosa. Simbolizando poder, sabedoria e amor, respectivamente. Em tempos remotos, a chama trina era bem grande, ultrapassando a dimensão do nosso corpo. Hoje se reduziu a um tamanho minúsculo.

A gente tem que tê-las equilibradas entre si, em nós. Se a chama azul for muito grande, e as outras duas pequenas, a pessoa tem muito poder. Já li que o de que o ser humano mais gosta é ter poder. Já sabemos o que acontece numa situação assim. O quanto a humanidade já errou por exercer poder sem o equilíbrio do amor e da sabedoria. Nação após nação tem caído por isso. As pessoas individualmente também sucumbem por este motivo. Mas as outras duas qualidades, quando presentes, também têm que estar equilibradas, todas entre si. Também não dá para se ter uma chama muito pequena, e as outras grandes. Nem demais, nem de menos. Na medida certa, como com a Goldiloks, ou Caxinhos Dourados.

Para quem achar que a nossa vida é muito difícil, muito sem esperança, muito sem destino, sem sentido, temos que nos lembrar que não somos apenas seres humanos, somos também seres divinos. Só que a gente esquece. A nossa condição de seres vivendo aqui na Terra é porque temos tarefas a executar, lições a aprender, situações a resgatar. E isto a gente tem que fazer aqui, na Terra. Somos gratos. Gratos por podermos estar aqui, por termos esta oportunidade, por vivermos aqui. Mas, na essência, somos divinos. E nossa estada aqui é temporária. A gente espera cumprir nosso desenvolvimento, vencer nossas lições, e estarmos aptos a passar para um nível mais elevado. É que nem numa escola, onde temos que passar de ano. De preferência, com boas notas. Há seres que nos acompanham, e nos ajudam. Quero equilibrar a minha chama trina, e disciplinar a volição.

Rudolf Steiner proferiu a Conferência "Amor, Poder, Sabedoria" em 17 de dezembro de 1912, Zurique, em que fala do impulso crístico, do impulso do amor que está dentro de nós mesmos, do impulso do amor à sabedoria, deixando-o então resplandecer numa bela luz. Algumas colocações são surpreendentes, esclarecedoras, ao mesmo tempo inusitadas, por isso mesmo complexas e difíceis de entender. Tenho que voltar ao assunto para captar o que o autor quis transmitir (Steiner, 1996, terceira edição)

## 18. Respiração

A importância da respiração não é suficientemente enfatizada pela Medicina. Esta não é apenas para o abastecimento do organismo com O2 e eliminação de CO2. "Pela respiração a vida é transformada em luz e calor" (Husemann e Wolff, 1992). Antigas tradições falavam na intuição sobre a força criativa e doadora de vida da respiração. Hoje, há uma decadência respiratória; as pessoas respiram de diferentes modos e geralmente respiram mal. "Uma respiração que atue integradamente é como uma fonte que irradia forças curativas para o ser humano inteiro" (Werbeck-Svärdström, 2001). Fisiologicamente, o organismo aguenta mais tempo sem alimento e sem água, do que sem ar. "Respiração curta, vida curta; respiração longa, vida longa; respiração ausente, não há vida" (instrutor de *tai chi chuan*).

Qual o significado da eficiência em respirar para nossa saúde? O livro *Guia de Taichi*, de Peter Wayne e Mark Fuerst, nos dá alguns esclarecimentos.

Os autores do livro afirmam que pulmões fortes e respiração eficiente são fundamentais para uma vida longa, prazerosa e saudável. "Na verdade, dados epidemiológicos concretos confirmam que uma respiração menos restringida, com maior volume de ar, pode proporcionar uma vida mais longa. Por outro lado, uma respiração ineficiente e restringida pode exacerbar doenças existentes ou contribuir para o surgimento de doenças" (Wayne e Fuerst, 2016, p. 198-199).

"A respiração consciente nos faz entrar em contato com os recônditos mais íntimos do nosso ser. A respiração também é um veículo para a intenção, para a entrada de ar bom e Qui vibrante e a saída de ar e Qui ruins" (*pronuncia-se tchi*).A respiração ajuda a integrar o corpo com a mente e com o principal conceito de relaxamento do Tai Chi" (Wayne, 2016, p. 199).

Os autores são pesquisadores de *tai chi*. Relembram-nos que "uma indicação de que a boa respiração influencia a saúde é pela forte associação entre função respiratória e maior expectativa de vida". Apontam-nos dois estudos. Um é o famoso Framingham Heart Study. "Acompanhou por mais de vinte anos um grupo de 5209 homens e mulheres entre 30 e 62 anos de idade. No início do estudo, todos os participantes foram submetidos a um teste pulmonar e à avaliação de um importante índice de respiração saudável chamado 'capacidade vital forçada' (CVF), ou seja, a quantidade total de ar exalado forçadamente após a respiração mais profunda possível". "Ao longo do estudo, a CVF foi um forte fator prognóstico de doença e morte por causas cardiovasculares [...]" (Wayne, 2016, p. 199-200).

"Um segundo estudo, mais recente, realizado na Universidade de Buffalo, nos Estados Unidos, acompanhou 1.195 homens e mulheres durante 29 anos e também encontrou uma forte relação entre função pulmonar e mortalidade usando uma medida chamada VEF1 – uma medida de volume expiratório forçado em um segundo". "Nesse estudo, a função pulmonar foi um fator prognóstico significativo de mortalidade por todas as causas, não apenas por doença cárdica, assim como no estudo Framingham". [...] Os participantes com comprometimento moderado da função pulmonar também apresentavam maior risco de morte, e não apenas aqueles com grave comprometimento" (Wayne, 2016, p. 200).

Assim, "muito antes que uma pessoa seja diagnosticada com uma doença grave, a saúde respiratória dela pode prever a sua expectativa de vida". Os autores esclarecem que "o que não foi mencionado nesses estudos é que exercícios como Tai Chi podem melhorar a qualidade funcional da respiração e, consequentemente, ajudar a aumentar a expectativa de vida" (Wayne, 2016, p. 200).

Por que estamos respirando mal? Os autores descrevem a anatomia e a fisiologia da respiração. "O sistema respiratório é tecnicamente eficaz e sofisticado; no entanto, a maioria de nós está longe de usá-lo no seu nível mais alto de eficiência. Na respiração normal, a maioria dos adultos usa apenas a região superior dos pulmões. Mas podemos aprender a usar mais dos nossos pulmões. Por exemplo, um atleta altamente treinado pode adquirir uma capacidade pulmonar 50% maior do que a do adulto normal" (Wayne, 2016, p. 201).

A eficiência da respiração e da função pulmonar diminui com a idade, assim como em outros sistemas orgânicos. "Pouco depois de chegarmos aos 20 anos, a nossa CVF diminui de 200 a 250 $cm^3$ a cada dez anos". Lembrando que esse foi um preditor de doença e morte cardiovascular no estudo Framingham. Enquanto a capacidade residual funcional, isto é, a quantidade de ar que permanece nos pulmões após a expiração normal aumenta ligeiramente à medida que envelhecemos. "Esse ar nos pulmões pode ser problemático, pois o dióxido de carbono ($CO2$) retido nos sacos alveolares dos pulmões é o principal sintoma da doença pulmonar obstrutiva crônica (DPOC)". (Wayne, 2016, p. 201).

"Acredita-se que vários processos físicos e fisiológicos estejam por trás dessas mudanças observadas com a idade, como alterações nos músculos, na elasticidade pulmonar e na estrutura pulmonar, bem como estresse" (Wayne, 2016, p. 201).

Nossos ancestrais reagiam à possível ameaça (tigre-dentes-de-sabre) numa caçada, por exemplo, com a reação ao estresse de secreção de adrenalina e noradrenalina, que por sua vez provocava aceleramento de batimentos cardíacos, músculos tensos, pupilas dilatadas, respiração mais rápida e superficial. Apesar de ser adequada a reação de "luta ou fuga" a curto prazo, na sociedade estressante dos dias de hoje, a respiração rápida e superficial não é eficiente para a função cardiorrespiratória cotidiana. Ansiedade, por ameaças reais ou imaginárias, noticiários, possibilidade de perda de emprego, brigas familiares, podem levar à ativação contínua de elementos da 'reação de luta ou fuga', resultando em respiração superficial crônica. "Na verdade, a respiração rápida e superficial tem as mesmas qualidades dos padrões respiratórios associados aos sintomas de ansiedade e transtorno de pânico crônico" (Wayne, 2016, p. 203).

"A função da respiração no Tai Chi não é apenas fornecer oxigênio para o corpo e eliminar o dióxido de carbono. A respiração promove uma massagem interna, serve como um instrumento para consciência e foco corporal e equilibra o sistema nervoso e as emoções, além de regular e aumentar o fluxo de Qui (*tchi*). A qualidade da nossa respiração, suave ou pesada, superficial ou profunda, também fornece informações sobre os nossos padrões de postura e movimento" (Wayne, 2016, p. 204).

De acordo com pesquisas do Dr. Mario Rigatto, o pulmão impulsiona o coração.

O gesto da vogal "A", ambos os braços abertos em ângulo, lançando-se ao cosmo em duas direções, "ativa a inspiração, enquanto as outras vogais agem fortalecendo a expiração" (Kirchner-Bockholt, 2009, p. 47). A sua aplicação é utilizada na área da Antroposofia chamada Euritmia Curativa Fonética. Euritmia é movimento corporal. Há bem mais implicações sobre a vogal "A".

"É a seguinte a indicação do "A". Regula a passagem entre o corpo astral e o corpo etérico e vice-versa, pois é nesse lugar que os membros superiores e inferiores interagem. O órgão específico deste processo é o sistema renal" . "O 'A' estimula a correta astralização e permeação de respiração e luz da corrente de substâncias, o que representa uma tarefa do sistema renal. Este relacionamento com o rim faz-nos compreender por que o 'A' como vogal isolada também é capaz de ativar a inspiração" (Husemann e Wolff, 1992, p. 355).O "A" age contra a natureza *animal* no Homem (idem referência anterior).

## 19. Gratidão

Temos o hábito de nos lembrar de algo negativo que alguém tenha nos feito, muito mais do que de coisas boas que aconteceram ou acontecem. Como a vida às vezes é difícil mesmo, temos a tendência de cairmos na reclamação e insatisfação, e com isso a vida parece que fica na mesma, daí para pior. Os mais sábios, ou autores, pessoas que já aprenderam, ensinam-nos a ter uma atitude diferente, a de agradecermos por tudo, constantemente. Com isso ocorre uma reviravolta. Aquilo que projetamos em termos de gratidão, volta para nós em termos de felicidade, vitalidade, sucesso, abundância, saúde, bons relacionamentos, trabalhos interessantes, resolução. Como num efeito mágico. "O poder mágico da gratidão transforma sua vida em um pote de ouro! (Byrne, 2014, p.16). Uau, que coisa boa!

A autora da frase acima nos explica como isso funciona, ao revelar o segredo que se esconde num texto do Evangelho de Mateus: "Pois a quem tem, mais será dado, e terá em grande quantidade. Mas a quem não tem, até o que tem lhe será tirado". Na Bíblia que tenho, está escrito assim: "Porque a todo o que tem se lhe dará e terá em abundância; mas ao que não tem, até o que tem lhe será tirado" (Mateus 25, 29-30).

Lembro-me da época das aulas em Escola Dominical, em que um dos integrantes sempre reclamava da frase, mostrando a não lógica e a injustiça do seu conteúdo. E pelo mundo afora, incontáveis pessoas devem ter se indignado igualmente. Eis que a autora nos mostra que a solução do mistério está em uma palavra oculta: gratidão. A frase fica assim: "Pois a quem tem gratidão, mais será dado, e terá em grande quantidade. Mas a quem não tem gratidão, até o que tem lhe será tirado" (Byrne, 2014, p.5-6 ). Questão de experimentarmos!

## 20. Paciente com câncer[7]

Le Shan é citado por Steiner. Psicoterapeuta que descreve que o paciente com câncer é tipicamente alguém que atende as demandas externas e não está seguro do que quer obter da vida. Em tal pessoa forças externas e impressões dominam. O método psicoterapêutico do Le Shan envolve fazer o paciente descobrir o que ele realmente quer da vida, e trabalhar para

---

[7] Tradução livre, do inglês.

consegui-lo (do neurossensorial para a vontade) (Steiner, 2003, p.122). Em uma referência anterior:

"O entusiasmo que é gerado quando alguém está fazendo o que realmente quer e trabalhar nisso até a sua mais profunda identidade é algo que gera calor interno. O conselho de Shan para pacientes com câncer para **'cantar a sua própria canção'** fortifica sua própria identidade, ajudando-o a dirigir para fora as forças estranhas que estão causando o crescimento do câncer. Calor induzido por tratamento com febre como a produzida por injeções de *Viscum album* e também banhos muito quentes ajudam nessa luta contra o inimigo estrangeiro do câncer" (Steiner, 2003, p. 87, tradução livre, grifo meu).

## 21. Sobre o perdão

Prokofieff, no seu livro *O significado oculto do Perdão*, menciona duas condições fundamentais de perdão, diametralmente opostas. "A primeira consiste na necessidade de *esquecer* o mal a que uma pessoa se viu sujeita, o que é totalmente impossível sem uma verdadeira autossuperação. A segunda – como no caso de Bill Cody – consiste (em contraste) na incessante *recordação* daquela promessa interior que é também inseparável de qualquer verdadeiro ato de perdão e que consiste em assumir para si, voluntariamente, a obrigação de restituir ao mundo tanto bem e tanto amor quanto foi retirado objetivamente dele pela ação má ou imoral".

Will Bill Cody, chamado assim pelos soldados americanos para facilitar, era um prisioneiro do campo de concentração nazista, judeu-polonês de origem, cuja história foi relatada por George Ritchie, soldado americano de tendências materialistas e posteriormente cristão e psiquiatra, em seu livro "Voltar do amanhã". Bill Cody, enquanto prisioneiro, perdeu a mulher e os cinco filhos. Implorou para morrer com a família, mas como falava alemão, foi colocado num grupo de trabalho. Ele tinha que decidir naquele exato momento se iria ou não odiar os soldados que haviam matado as seis pessoas que mais lhe importavam na vida. Para George Ritchie, relata: foi uma decisão fácil. "Eu era advogado, e em meu trabalho, havia visto demais o que o ódio podia fazer com as mentes e os corpos das pessoas". Dos dois caminhos do desenvolvimento interior que o discípulo espiritual alcança quando chega ao templo do conhecimento superior, equivalendo, na vida, à iniciação moderna, no primeiro tomando-se a 'poção do esquecimento', no segundo a 'poção da recordação', escolheu o segundo: "lembrar constantemente a necessidade de trazer amor e bondade ao mundo como único meio de superar as consequências do mal no mundo" (Prokofieff, 2017, p. 88). Na primeira condição, há a vitória na luta do Eu Superior sobre o eu inferior; na segunda, parte-se do Eu Superior (baseado em Prokofieff, p. 88).

Bill Cody era a pessoa depois que estava sempre disposto, ativo, em boas condições, servindo, realizando trabalho por 10 a 14 horas, embora tivesse permanecido no campo prisioneiro por seis anos. (baseado em Prokofieff, 2017, p. 90 e outras).

## 22. Dicas de Saint Germain (*O Livro de Ouro*, 1993)

"Todo aquele que se manifesta, presentemente, na forma física, cometeu erros em profusão – em algum tempo e em algum lugar. Por isto, que ninguém assuma a atitude 'EU SOU mais santo que tu, devendo, porém, ser o primeiro gesto de cada um apelar à Lei do Perdão; se alguém sentir ou enviar crítica, censura ou ódio contra um outro filho de Deus, seja irmão ou irmã, nunca poderá ter iluminação ou sucesso até que invoque a Lei do Perdão" (King, p. 78).

"Além disso, a essa pessoa pela qual nutria sentimentos de algum modo perturbadores ele deve dizer – silenciosamente: '**Eu vos envio a plenitude de meu Amor Divino para abençoar-vos e fazer prosperar**'. Esse procedimento é o único meio de desobrigar-se e libertar-se alguém dos aparentes fracassos da atividade externa" (King, p. 78).*É a forma de a gente resolver a situação com a pessoa também.*

"Conservar alguém uma atitude de vingança contra um mal aparente, imaginário ou não, só redundará em acarretar para si mesmo incapacidade mental e física (paralisia ou mal de Parkinson). O antigo, e no entanto maravilhoso ditado vindo até nós através dos tempos: - 'A menos que perdoeis, como esperais ser perdoado?' – é uma das mais graves leis a ser aplicada na experiência humana" (King, p. 78-79).

"Oh! Se os indivíduos em geral e muitos discípulos pudessem ao menos ver como eles se prendem a coisas desnecessárias permitindo que a mente revolva assuntos discordantes que já passaram e que não podem ser remediados por meio dos sentidos externos!"(King, p. 79).

"O que há de mais importante e que toda a humanidade procura, realmente, é Paz e Liberdade, que sempre são as portas da felicidade. Existe apenas um caminho possível para receber esta graça: conhecer Deus – a

'Presença EU SOU', e Esta Presença é a única Inteligência em ação em vossa Vida e em vosso mundo, em qualquer tempo. Apoiai-vos então nesse conhecimento e vivei-o" (King, p. 79).

"Uma das coisas mais surpreendentes que foi dado à minha experiência testemunhar – desde que entrei no Estado Ascencionado – é a ideia distorcida da liberdade financeira. Há somente um modo seguro e certo de construir vossa eterna liberdade financeira que é conhecer e sentir com todas as fibras de vosso Ser: 'Eu Sou a Substância, a Opulência já aperfeiçoadas no meu mundo, de todas as coisas construtivas que eu possa conceber ou desejar'. Isto é a verdadeira liberdade financeira, e isso vos trará essa liberdade enquanto a mantiverdes" (King, p. 79).

"Por outro lado, o homem pode empregar – consciente ou inconscientemente – o bastante dessa 'Presença EU SOU' ou Deus-Energia para acumular, por meio da atividade exterior, milhões de dólares; mas em que se funda a sua certeza de conservá-los? Afirmo-vos que é impossível a qualquer ser no mundo físico conservar a fortuna acumulada sem estar consciente de que: 'Deus é o Poder que a produz e mantém'. Vedes, diante de vós, frequentes ilustrações de grandes fortunas que criaram asas durante a noite, por assim dizer. Milhares de indivíduos, nos últimos anos, travaram conhecimento com essa experiência. Mesmo depois de ocorrido a perda aparente, se eles tivessem sido capazes de manter firme sua opinião consciente, isto é, 'EU SOU a riqueza de Deus em Ação agora manifestada em minha Vida e em meu mundo', a porta ter-se-ia aberto imediatamente para eles, para que recebessem de novo a abundância" (King, p. 79).

"Todo indivíduo que aparentemente tenha experimentado uma perda econômica deveria imediatamente usar a maravilhosa afirmação de Jesus: 'EU SOU a Ressurreição e a Vida (dos meus negócios, da minha compreensão ou qualquer coisa pertinente)" (King, p. 79).

"Digo-vos francamente, amados discípulos, que não há a mínima esperança para vós no céu ou na terra, enquanto persistirdes em manter na vossa consciência pensamentos e sentimentos de crítica, condenação ou ódio de qualquer espécie, incluindo até mesmo a mais leve aversão. Isso nos conduz a um ponto de vital importância, de que apenas deveis vos preocupar com a vossa própria atividade e com o vosso mundo. Não é de vossa alçada julgar um outro, porque não conheceis as forças nem as condições que agem sobre vosso semelhante" (King,1993, p. 80).

## 23. Importância de controlar os pensamentos e sentimentos

Os seguintes dados são de uma palestra sobre assuntos da espiritualidade, em 2018.

Nós, seres humanos, temos o hábito de manter nossos pensamentos livres, soltos, não muito bem controlados. Se ficarmos apenas nos pensamentos, fica por aí. Mas se eles são acompanhados de sentimentos, concretizam-se fatos. E os nossos sentimentos acompanhando os pensamentos podem não ser de teor muito bom. Em geral não o são. Diz-se que o sentimento é o ponto menos resguardado da consciência humana. Quais são esses sentimentos? Ódio, raiva, ressentimento, necessidade de retaliação, de vingança, revolta, e assim, vai.

E não são apenas os nossos sentimentos. Ao nosso redor, há sentimentos de outras pessoas, emoções negativas, que podem entrar em nós e nos afetar.

Qualquer discordância de sentimento rompe a Lei do Amor, que é a lei da harmonia e perfeição. Labaredas dos sentimentos de irritação chocam, perturbam, destroem a estrutura atômica da pessoa que emite esses sentimentos. Sentimento discordante é causa de desintegração e falta de memória. O não controle de pensamentos e sentimentos pode levar a misérias, perdas, infelicidade, desequilíbrios emocionais e físicos, discórdia, doenças, destruição. Enquanto controlar as emoções nos traz equilíbrio da mente, saúde do corpo, sucesso e realização dos negócios.

Temos então que controlar os nossos pensamentos e ter vigilância sobre os nossos sentimentos. E há urgência nisso. Reconhecer e amar a Presença do nosso Deus Interior; nisso há a questão da Atração e Foco, e usar a Gratidão. Toda a adversidade é uma forma de aprendizado e crescimento. A Antroposofia enfatiza isso. Temos que ser gratos a isso. E não só a isso. Antes a luz estava fora. Agora ela é interna. Trabalhamos isso na pintura também, em julho de 2018.

## 24. *Tai chi chuan* e Saúde

Estamos na época da integração da medicina ocidental com a oriental. O livro *Guia de Tai Chi*, da Faculdade de Medicina de Harvard, de Peter M. Wayne, Ph.D. com Mark L. Fuerst, "resume com mestria as evidências científicas sobre o potencial de cura desse tradicional sistema chinês de movimentos

FUNDAMENTOS EM ANTROPOSOFIA E DICAS PARA A SAÚDE E MEMÓRIA

corporais e dá ao leitor conselhos práticos para aplicá-lo às atividades do dia a dia" (Dr. Andrew Weil, professor de Medicina da Universidade do Arizona).

"O Dr. Wayne dá uma magnífica contribuição para que possamos melhorar a nossa saúde e aumentar o nosso bem-estar integrando o Tai Chi à nossa vida" (Dr. Herbert Benson, professor da Faculdade de Medicina de Harvard).

"As Pesquisas da Ciência Médica Convencional sobre a Arte Chinesa do Tai Chi nos revelam o que os mestres dessa arte sabem há séculos: sua prática assídua aumenta o vigor e a flexibilidade, melhora o equilíbrio e a mobilidade e proporciona uma sensação agradável de bem estar. Estudos de ponta da Faculdade de Harvard confirmam que o Tai Chi também exerce um impacto benéfico sobre a saúde do coração, dos ossos, nervos e músculos, do sistema imunológico e da mente. Essas pesquisas também revelam os fascinantes mecanismos fisiológicos subjacentes que mostram como o Tai Chi realmente age no organismo" (Wayne, 2013, capa final).

O Dr. Jorge Gross (falecido em 2017 por acidente automobilístico), pesquisador no Hospital de Clínicas de Porto Alegre, com conhecida atuação na área de Endocrinologia, principalmente em Diabetes Mélito, costumava recomendar a seus pacientes que praticassem *tai chi chuan*.

O Tai Chi pode ser uma chave para desvendar a consciência criativa. E ligada a esta, várias artes criativas, como pintura, música, dança, escrita, caligrafia, artes cênicas. A prática do Tai Chi permite a criatividade fluir naturalmente. Não é de se admirar que muitas pessoas que praticam Tai Chi estejam envolvidas com as artes criativas. E há muitos programas de artes criativas inspirados no Oriente. Yin e Yang, a essência do Tai Chi, é criatividade. (baseado em Wayne e Fuerst, 2013, p. 292). "A criatividade resultante do Tai Chi leva à integração de coisas complementares – hemisfério esquerdo (lógica) e direito (intuição) do cérebro, forma e função, corpo e mente (baseado em Wayne e Fuerst, 2013, p. 292).

"Há muitas semelhanças entre a música e o Tai Chi. Ambos precisam de um corpo repleto de energia, porém maleável. O músico tem de liberar a tensão para tocar bem, assim como o Tai Chi não fluirá com tensão. Tanto na música como no Tai Chi é preciso ter equilíbrio físico, mental e emocional, capacidade de ficar centrado e foco. O músico reúne motivos e frases musicais, assim como o praticante de Tai Chi liga os movimentos. Postura correta e alinhamento corporal são importantes para ambos"(Wayne e Fuerst, 2013, p.296).

"Se a respiração do músico estiver aberta, a música fluirá livremente. Mas se houver alguma resistência respiratória causada por problema pulmonar ou emoções reprimidas, essa resistência poderá afetar de maneira sutil a qualidade da sua interpretação. Um controle deficiente da respiração também pode afetar a forma como o músico se move, fica em pé e interage com os colegas" (Wayne e Fuerst, 2013, p. 296).

"A respiração do Tai Chi, ensinada no treinamento, pode ajudá-lo a relaxar, Fazer exercícios respiratórios e outros exercícios do Tai Chi é uma excelente maneira de se aquecer para uma apresentação. Você já está no fluxo antes mesmo de começar a tocar. A experiência de ter acabado de fazer Tai Chi o torna mais e mais centrado, mais aberto para a música que está executando e menos distraído pelo nervosismo relacionado com a apresentação. A prática do Tai Chi pode aumentar muito a sua capacidade de interpretar e apreciar música" (Wayne e Fuerst, 2013, p. 297).

## 25. Prana e vitalidade

Prana é um termo em sânscrito. Tem a ver com a respiração, mas é muito mais do que a respiração em termos de CO2 e O2. É uma força energética universal, conhecida de antigas culturas. Tem muito a ver com as coisas vivas e com atividades do nosso corpo. Corresponde ao chi (pronuncia-se tchi) chinês, a energia que circula nos meridianos. Ao bioplasma, em termos de ciência atual. A ver com a natureza, com o ar livre. Precisamos ir aos parques para usufruir melhor de seus benefícios. Tem a ver também com os seres elementais. Claro, eles cuidam da natureza. Na nossa vida cotidiana, a gente nem se dá conta que prana existe e é importante. Contudo é essencial para termos vitalidade.

## 26. Sobre a volição, o fazer e a repetição

Às vezes a gente sabe que tem que fazer determinada tarefa, mas não o faz, ou temos uma habilidade, mas não a desenvolvemos, praticando. E o tempo passa e a gente fica a ver navios. Moraes menciona Steiner sobre essa questão. É bom isso para a gente se lembrar da importância do fazer. "Steiner (1988) observou que a Educação da Vontade se dá através da repetição. Da repetição consciente e programada de estudos, de tarefas, de técnicas artísticas, com progressão, com persistência, com continuidade, repetindo-se, repetindo-se" (Moraes, 2005, p. 75).

O autor também ressalta que "O ser humano realmente forte é aquele cuja Vontade é unificada aos pensamentos e aos sentimentos, sem que haja fragmentações" (Moraes 2005, p. 75). *O fazer, mas unificado ao pensar e o sentir, com equilíbrio, com fluidez.*

## 27. Sobre o envelhecimento

Extraído do folheto "O medo da morte e como vencê-lo, Envelhecer criativamente", de Walther Buhler e Ursula Anders (p. 27-28). "Com a diminuição das forças vitais é preciso novamente vivenciarmos o florescer da alma! Esta forma de 'tornar-se mais jovem' é também um apelo à humanidade para buscar no espírito aquilo que a natureza deixa de dar. A humanidade precisa deste impulso para livremente tomar em suas mãos aquilo que a natureza não pode dar. – As pessoas desaprenderam a envelhecer efetivamente, e precisamos novamente aprender a envelhecer. Precisamos aprender a enveihecer de uma forma nova, e isto só é possível mediante o aprofundamento espiritual; aí então crescemos e nos unimos com a sabedoria do universo. – Envelhecemos, mas só o nosso corpo físico envelhece. – É maravilhoso envelhecer! (Rudolf Steiner, GA 180 – Palestra de 06/1/1918)".

## 28. Irritação

Hábito nefasto esse a irritabilidade. A irritação é mais grave. Chega-se à cólera e pode ser crônica. Traz consequências para nossa saúde, em termos de dor, descontrole emocional, terreno para atração de entidades astrais, contrações, ansiedade, enfim, entramos em uma situação de perigo. Pela vibração da nossa irritação, pode se acumular uma vibração de substâncias astrais nas paredes dos nossos canais nervosos que, por sua vez, podem precipitar-se (materializar-se) em substância física, com qualidade de veneno. Se a ciência examinar os canais nervosos, observando as correntes astrais durante sua passagem, pode encontrar uma substância astral em decomposição, resultante desse processo (ensinamento da espiritualidade).

Exemplo:

Paciente que chega berrando, exigindo receitas (um monte, algumas repetidas, jogadas na mesa, e de médicos diferentes), nervosa, com dores, ou não, sem dar tempo para que a gente saiba melhor da situação, e sair, em três minutos, xingando, ofendendo, vociferando, deve estar cheia dessa substância com qualidade de veneno. Agora o entendo. Uma assim foi a responsável para eu descobrir, definitivamente, o que faltava para minha aposentadoria. E o consegui.

Em estudos nos EUA, descobriu-se que o de que as células cancerígenas mais têm medo é amor. E que muitas pessoas estão doentes por falta de "amor". O Dr. Hawkins, conhecido médico do país, disse: "Muitas pessoas ficam doentes porque não têm amor, só têm dor e frustração". Fala da frequência vibracional ou campo magnético. Esse médico descobriu que as pessoas que estão doentes geralmente têm pensamentos negativos, com frequência de vibração abaixo de 200. Com frequência de vibração acima de 200, as pessoas não ficam doentes. Quais são os pensamentos que têm frequências de vibração abaixo de 200? Nas pessoas que gostam de reclamar, culpar e ter ódio dos outros, a frequência é apenas de cerca 30 ou 40. Quem constantemente acusa os outros diminui uma grande quantidade de energia de modo que a frequência de vibração fica abaixo de 200. Essas pessoas facilmente adquirem muitas doenças diferentes. O índice de vibração mais alto é 1000 e o índice mais baixo é um. A maior frequência que o Dr. Hawkins encontrou foi de 700. Falou que, quando essas pessoas aparecem, podem afetar o campo magnético local. Citou o exemplo da Madre Teresa. Quais são os pensamentos acima de 200? Gostar de cuidar dos outros, compaixão, amor, boas ações, tolerância etc. Estas são frequências de alta vibração, atingindo de 400 a 500.

O violoncelista japonês Sean estava sofrendo de câncer. Tentou combater a doença, e se sentiu cada vez pior. Ajustou sua mente e decidiu amar todas as células cancerosas de seu corpo. Considerou a intensa dor do câncer como um "serviço de despertar", com bênçãos e gratidão. Achou isso bom. Então decidiu amar toda a vida, incluindo todos, tudo. Depois de um tempo, todas as células cancerígenas desapareceram. Ele se tornou terapeuta (mensagem do grupo de Whatsapp "A Senda", em janeiro ou fevereiro de 2019).

**Figura 51 – O anjo.** Para nossa ajuda. Se você não acreditar que um anjinho assim possa ajudar, então pense na Tua Presença do Eu Sou. Reprodução de cartão postal com pintura de Beppe Assenza, trazido pela colega Cristina. Gostei tanto dos postais que fiz a cópia de alguns deles naquele instante, durante uma aula. Uma colega quis levar. Papel Canson A4 e giz pastel seco.

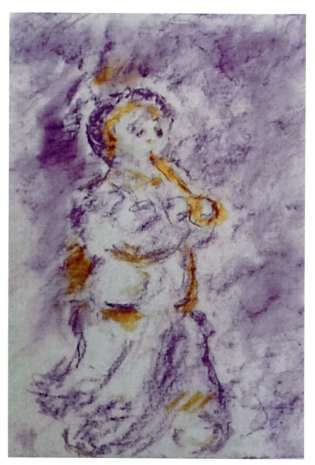

Fonte: Linda Tse

**Figura 52 – Quadro laranja, pintado em um hospital na Suíça.** Pintei este quadro quando estive em visita à terapeuta Bernadette Gollmer, da metodologia Collot d'Herbois, que é uma forma de pintura terapêutica, no seu ateliê dentro do hospital onde ela trabalhava, na Suíça, ao mesmo tempo que ela atendia uma paciente. O "laranja" representa o entusiasmo; sobe e é bloqueado em cima, depois desce novamente à Terra. Em aquarela, de meados de 2014.

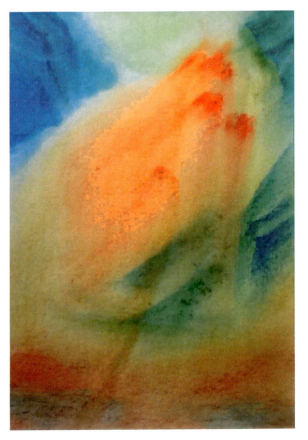

Fonte: Linda Tse (2016)

Esse hospital atende pela medicina convencional, mas com visão antroposófica. Essa atuação em conjunto implica em dificuldades. Depois que voltei, escrevi o artigo "Impressões sobre um hospital na Suíça", publicado no jornal *Bem Estar*, de Porto Alegre, em março de 2015.

Se um paciente não quiser mais seguir a conduta convencional, em câncer, por exemplo, eles continuam a dar toda a assistência possível, com

FUNDAMENTOS EM ANTROPOSOFIA E DICAS PARA A SAÚDE E MEMÓRIA

os recursos de que o hospital dispõe. Falou-me de uma paciente que estava com algum câncer ginecológico, fez o tratamento convencional, que incluía quimioterapia, não quis mais, e se suspendeu. Os recursos complementares neste hospital incluíam massagem rítmica, terapia artística, euritmia, fisioterapia. Embora a cantoterapia não fizesse parte das práticas, a primeira coisa que fizemos quando chegamos, de manhã cedo, foi cantar uma música, junto com os outros profissionais que já estavam numa sala, de pé, em roda, a maioria de branco: "Zug der Schwäne" (Trem dos Cisnes). Um médico distribuiu uma partitura no início. Uma ginecologista deu o tom e o comando para começarmos. Antes, uma anestesista reportou sobre o plantão que passou. Procuram evitar, mas naquela noite, dos cinco partos, três foram cesáreas.

Faziam tratamento intensivo quanto às práticas complementares, três vezes por semana. Nessa situação, os pacientes, enquanto internados, podiam receber mais de uma forma de terapia complementar. Quando passavam para acompanhamento ambulatorial, era semanal. A Bernadette naquela época fora incumbida de fazer também a biografia dos pacientes, o que, somado a outras tarefas, estava a cansando muito. Ela era a chefe dos terapeutas. Faziam reunião semanal, de manhã e à tarde, onde os médicos podiam participar, por problemas específicos dos pacientes. Foi muito interessante presenciar o interesse suscitado. Senti que, pelo interesse, pelo envolvimento, pelo debruçar-se junto, poderia só isso fazer a pessoa melhorar. Percebia-se também que terapeutas e médicos trabalhavam integrados. E era a Bernadette quem dava aula para os médicos que buscavam conhecer antroposofia neste hospital. Fazia-os pintar, e ensinava assim. O diagnóstico cabia aos médicos.

Além das várias modalidades de atendimento, oncologia, medicina interna, com várias especialidades clínicas, ortopedia, otorrino, pediatria. tinha também o setor de pesquisa. Tem-se o atendimento em emergência, principalmente pelos partos. Há plantão de anestesista 24 horas. Os cirurgiões são chamados quando há necessidade. Além dos obstetras, atuam as parteiras.

Para atender os pacientes que estavam em mau estado, a Bernadette ia com seu cesto de material de pintura para os quartos e pintava com eles acamados. Quando o paciente realmente não tinha mais condições de pintar, ela pintava, eles olhavam, e isso também fazia efeito. Você tem que saber que cores escolher, que tipo de pintura fazer, como pode ser a pintura. Tem que se ter um domínio e um saber muito profundo. A Bernadette era muito segura. Tanto que foi indicada por sua professora para vir ao Brasil dar aula.

Em relação aos pacientes acamados que atendia, ela perguntava, aqui queres que eu coloque mais alguma cor? Eles respondiam, e ela atendia. Tinha uma paciente, em fase terminal, com quem a Bernadette começou a pintar (ela olhando). Sentia-se tão bem, que falou algo assim: se soubesse que era tão bom, que ia me fazer tanto bem, teria pedido para começar há mais tempo. A cor violeta é indicada para esta última etapa.

Ela atendia também os pacientes que passavam para o ambulatório. Acompanhei várias delas. Cumprimentavam-se, apertavam-se as mãos, falavam alguma coisa do que iam fazer. O ambiente já estava preparado para elas. E começavam. Todas seguras do que faziam. Já dominavam as técnicas, incluindo o velado, a pintura em camadas, que não é tão fácil. Fiquei um pouco impressionada com isso. Com uma ela fez uma das formas dos corpos platônicos, o octaedro, utilizando-se de argila. Aprendi durante o curso, mas pratiquei pouco, de modo que a paciente estava sabendo mais do que eu. Aliás, busquei aprender sobre eles novamente com uma pessoa, mas não pratiquei a continuidade. Naquele momento, a Bernadette disse que eu a ajudei, porque aumentei a sua autoestima. A folha para a pintura em velado, Arches, grande, ela preparava em sua casa, na banheira, no domingo. Tem que se encharcar e deixar secar. Eram pacientes oncológicos, já em fase de cura, uma com uma doença que restringe movimentos. Pareciam estar bem, com ânimo, humor, vitalidade e coragem. Senti-me grata por esta experiência num hospital antroposófico na Suíça.

**Figura 53 – "Bailado Russo".** Reprodução de quadro de August Macke, da época em que apresentei a biografia do pintor (2008). Steiner dizia que o exercício físico era válido quando havia a **intencionalidade no movimento, no gesto**. Uma das formas que citou foi a dança (2003). *Tai chi chuan*: intencionalidade. Canson A3, giz pastel seco. Original a óleo.

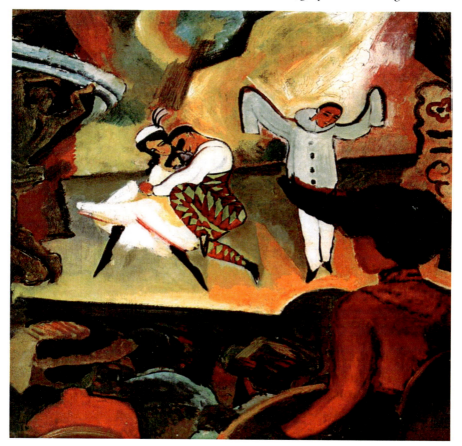

Fonte: Linda Tse (2008)

**Figura 54 – Parte da *Escola de Atenas*.** Reprodução do pintor renascentista Rafael. Exigência da Dr.ª Gudrun. Este fragmento mostra as pessoas concentradas em estudar, aprender, desvendar. É o entusiasmo por conhecimento. Tem a ver com o pessoal da Antroposofia. Canson A3, aquarela.

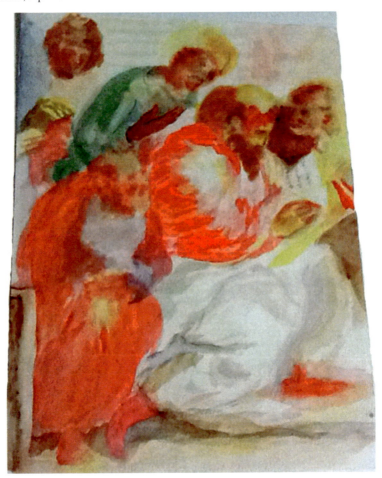

Fonte: Linda Tse

# SALUTOGÊNESE, COM TEXTOS BÍBLICOS

Há um artigo em uma revista da ABMA ligando a salutogênese ao senso de sagrado. O homem moderno ocidental sofre de um vazio interior e de uma falta de conexão com algo maior, sofre de uma perda de sentido de sagrado – o que lhe causa um enorme prejuízo de natureza espiritual e repercute em sua sanidade diante da existência (Moraes, 2011). O autor menciona que diversos estudos têm apontado para a espiritualidade do indivíduo como um fator salutogenético (como os de Harold König, 1998, sobre imunidade e religiosidade). E há outro que indaga se a Bíblia pode ser lida como um tratado de salutogênese (Grines, 2013). Isso me animou a compartilhar o fruir do conteúdo dos seguintes versículos.

"Cria em mim, ó Deus, um coração puro, e renova dentro de mim um espírito inabalável" (Salmo 51:10).

"Sonda-me, ó Deus, e conhece o meu coração, prova-me, e conhece os meus pensamentos; vê-se há em mim algum caminho mau e guia-me pelo caminho eterno" (Salmo 139:23-24).

"Não julgueis, para que não sejais julgados, pois com o critério com que julgardes, sereis julgados, e com a medida com que tiverdes medido vos medirão também. Por que vês tu o argueiro no olho de teu irmão, porém não reparas na trave que está no teu próprio? Ou como dirás a teu irmão: Deixa-me tirar o argueiro do teu olho, quando tens a trave no teu?" (Mateus 7:2-4).

"Põe guarda, Senhor, à minha boca; vigia a porta dos meus lábios. Não permitas que meu coração se incline para o mal" (Salmo 141:3-4).

"Irai-vos, e não pequeis; consultai no travesseiro o vosso coração, e sossegai" (Salmo: 4:4).

"Lembra-te do teu Criador nos dias da tua mocidade, antes que te cheguem os dias maus, nos quais dirás: não tenho neles prazer" (Eclesiastes 12:1).

"Pai, perdoa-lhes, porque não sabem o que fazem" (Lucas 23:34).

"Sê forte e corajoso; não temas, nem te espantes, porque o Senhor teu Deus é contigo, por onde quer que andares" (Josué 1:9).

"Entrega o teu caminho ao Senhor, confia nele, e o mais Ele fará" (Salmo 37:5).

"Se ando em meio à tribulação, tu me refazes a vida; estendes a mão contra a ira dos meus inimigos; a tua destra me salva" (Salmo 138:7).

"O que a mim concerne o Senhor levará a bom termo, a tua misericórdia, ó Senhor, dura para sempre; não desampares as obras das tuas mãos" (Salmo 138: 8).

"Eu e meu Pai somos um" (João 10:30).

"Bem aventurados os mansos, porque herdarão a Terra" (Mateus 5:5).

"Bem aventurados os limpos de coração, porque verão a Deus" (Mateus 5:8).

"Amarás o Senhor Teu Deus de todo o coração, de toda a tua alma, de todo o teu entendimento"(Mateus 22:37).

"Amai-vos cordialmente uns aos outros com amor fraternal, preferindo-vos em honra uns aos outros"(Romanos 12:10).

"Não sabeis que sois santuário de Deus, e que o Espírito de Deus habita em vós? Se alguém destruir o santuário de Deus, Deus o destruirá; porque o santuário de Deus, que sois vós, é sagrado"(I Coríntios3:16-17).

"Vim para que tenham Vida, e Vida em abundância" (João 10:10).

"Eu vos disse: sois deuses, sois todos filhos do Altíssimo". (Salmo 82:6; João 10:34).

"O amor é paciente, é benigno, o amor não arde em ciúmes, não se ufana, não se ensoberbece, não se conduz inconvenientemente, não procura seus interesses, não se exaspera, não se ressente do mal, e não se alegra com a injustiça, mas regozija-se com a verdade; tudo sofre, tudo crê, tudo espera, tudo suporta" (I Coríntios 13:4-7).

"Por isso não desanimamos; pelo contrário, mesmo que o nosso homem exterior se corrompa, contudo o nosso homem interior se renova de dia em dia"(II Coríntios 3:16).

"E assim se alguém está em Cristo, é nova criatura; as cousas antigas já passaram; eis que se fizeram novas" (II Coríntios 5:17).

"Habitarei e andarei entre eles; serei o seu Deus, e eles serão o meu povo" (II Coríntios6:16).

"Então ele me disse; A minha graça te basta, porque o poder se aperfeiçoa na fraqueza. De boa vontade, pois, mais me gloriarei nas fraquezas, para que sobre mim repouse o poder de Cristo" (II Coríntios 12:9).

"Mas o fruto do Espírito é: amor, alegria, paz, longanimidade, benignidade, bondade, fidelidade, mansidão, domínio próprio. Contra estas cousas não há Lei"(Gálatas 5:27).

"Se vivemos no Espírito, andemos também no Espírito. Não nos deixemos possuir de vanglória, provocando uns aos outros, tendo inveja uns dos outros" (Gálatas 5:25-26).

"Não vos enganeis; de Deus, não se zomba; pois aquilo que o homem semear, isso também ceifará" (Gálatas 6:7).

"Não saia da vossa boca nenhuma palavra torpe, e, sim, unicamente a que for boa para edificação, conforme a necessidade, e assim transmita graça aos que ouvem. E não entristeçais o Espírito de Deus, no qual fostes selados para o dia da redenção" (Efésios 3:29-30).

"Longe de vós toda a amargura, e cólera, e ira, e gritaria, e blasfêmias, e bem assim toda a malícia. Antes sede uns para com os outros benignos, compassivos, perdoando-vos uns aos outros, como também Deus em Cristo vos perdoou" (Efésios 4:31-32).

"Sede, pois, imitadores de Deus, como filhos amados; e andai em amor como também Cristo vos amou, e se entregou a si mesmo por nós, como oferta e sacrifício a Deus em aroma suave" (Efésios 3:1-2).

"Alegrai-vos sempre no Senhor; outra vez digo, alegrai-vos" (Filipenses 4:4).

"Revesti-vos, pois, como eleitos de Deus, santos e amados, de ternos afetos de misericórdia, de bondade, de humildade, de mansidão, de longanimidade. Suportai-vos uns aos outros, perdoai-vos mutuamente, caso alguém tenha motivo de queixa contra outrem. Assim como o Senhor vos perdoou, assim também perdoai vós; acima de tudo isto, porém, esteja o amor, que é o vínculo da perfeição" (Colossenses 3:12-14).

"Irmãos, se alguém for surpreendido nalguma falta, vós, que sois espirituais, corrigi-o com o espírito de brandura, e guarda-te para que não sejas também tentado. Levai as cargas uns dos outros, e assim cumprireis a lei de Cristo. Porque se alguém julga ser alguma coisa, não sendo nada, a si mesmo se engana. Mas prove cada um o seu labor, e então será motivo de gloriar-se unicamente em si, e não em outro. Porque cada um levará o seu próprio fardo"(Gálatas 6:1-5).

"A ninguém fiqueis devendo cousa alguma, exceto o amor com que vos ameis uns aos outros: pois quem ama ao próximo tem cumprido a lei"(Romanos 12:8).

"Eu te amo, ó Senhor, força minha. O Senhor é a minha rocha, a minha cidadela, o meu libertador, o meu Deus, meu rochedo em que me refugio;

o escudo e a força da minha salvação, o meu baluarte. Invoco o Senhor, digno de ser louvado, e serei salvo dos meus inimigos" (Salmo 18:1-3).

"Ah! Todos vós, os que tendes sede, vinde às águas; e vós os que não tendes dinheiro, vinde comprar, e comei; sim, vinde e comprai, sem dinheiro e sem preço, vinho e leite. Por que gastais o dinheiro naquilo que não é pão, e o vosso suor naquilo que não satisfaz? Ouvi-me atentamente, comei o que é bom, e vos deleitareis com finos manjares. Inclinai os vossos ouvidos, e vinde a mim; ouvi, e a vossa alma viverá; porque convosco farei uma aliança perpétua, que consiste nas fiéis misericórdias prometidas a Davi" (Isaías 55:1-2).

"Se permanecerdes em mim, e as minhas palavras permanecerem em vós, pedireis o que quiserdes, e vos será feito. Nisto é glorificado meu Pai, em que deis muito fruto, e assim vos tornareis meus discípulos" (João 15:7-8).

"Rogo-vos, pois, irmãos, pelas misericórdias de Deus que apresenteis os vossos corpos por sacrifício vivo, santo e agradável a Deus, que é o vosso culto racional. E não vos conformeis com este século, mas transformai-vos pela renovação da vossa mente, para que experimenteis qual seja a boa, agradável e perfeita vontade de Deus"(Romanos 12:1-2).

"Se por causa de comida o teu irmão se entristece, já não andas segundo o amor fraternal. Por causa da tua comida não faças perecer aquele a favor de quem Cristo morreu" (Romanos 14).

"A minha palavra e a minha pregação não consistiram em linguagem persuasiva de sabedoria, mas em demonstração do Espírito e de poder, para que a vossa fé não se apoiasse em sabedoria humana; e, sim, no poder de Deus" (I Coríntios 2:4-5).

"Porque a um é dada, mediante o Espírito, a palavra da sabedoria; e a outro, segundo o mesmo Espírito, a palavra do conhecimento; a outro, no mesmo Espírito, fé; e a outro, no mesmo Espírito, dons de curar; a outro, operações de milagres; a outro, profecia; a outro, discernimento de espíritos; a um, variedade de línguas; e a outro, capacidade para interpretá-las. Mas um só e o mesmo Espírito realiza todas estas cousas, distribuindo-as, como lhe apraz, a cada um, individualmente"(I Coríntios12:8-11).

"Assim também a língua, pequeno órgão, se gaba de grandes cousas. Vede como uma fagulha põe em brasas tão grande selva! Ora, a língua é fogo; é mundo de iniquidade; a língua está situada entre os membros de nosso corpo, e contamina o corpo inteiro, e não só põe em chamas toda a carreira da existência humana, como é posta ela mesma em chamas pelo inferno"(Tiago 3:5-6).

"São os olhos a lâmpada do corpo. Se os teus olhos forem bons, todo o teu corpo será luminoso; se, porém, os teus olhos forem maus, todo o teu corpo estará em trevas. Portanto, caso a luz que em ti há sejam trevas, que grandes trevas serão" (Mateus 6:22-23).

"Sobre tudo o que se deve guardar, guarda o teu coração, porque dele procedem as fontes da vida. Desvia de ti a falsidade da boca, e afasta de ti a perversidade dos lábios. Os teus olhos olhem direito e as tuas pálpebras, diretamente diante de ti. Pondera a vereda de teus pés e todos os teus caminhos sejam retos. Não declines nem para a direita nem para a esquerda; retira o teu pé do mal" (Provérbios 4:23-27).

**Figura 55 – O Cristo**. Reprodução de capa de revista, que pertencia à arquiteta Jane Becker, em cujo ateliê pintei. Canson A3 e giz pastel seco. Alguém achou o Cristo triste. Foi pela dificuldade que tive. Não me consta que Jesus Cristo era sorridente na época. Sê-lo-ia, sabendo que seria crucificado?

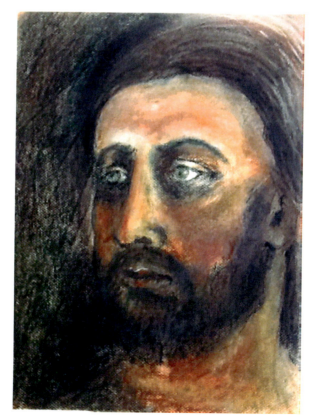

Fonte: Linda Tse

**Figura 56 – Arcanjo Micael e o dragão**. Com a terapeuta Almuth Haller, da Alemanha, quase no início do nosso curso de Terapia Artística. Figura muito focada dentro da Antroposofia. Há quem o considere como o seu patrono. Nosso protetor. Canson A3 e carvão.

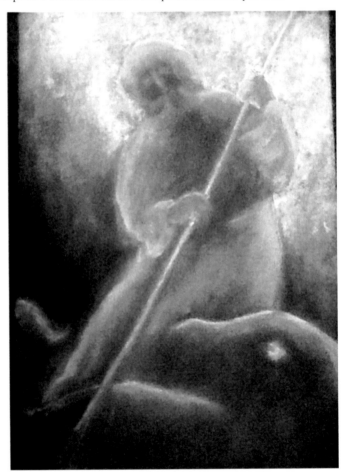

# REFERÊNCIAS

BACELAR, Dolores (Josepho).*Mesopotâmia (Luz na noite do tempo)*. Correio Fraterno, Série às Margens do Eufrates. São Bernardo do Campo: Editora Correio Fraterno; 2017.

BÍBLIA SAGRADA.[1969]. Antigo e Novo Testamento. Tradução de João Ferreira de Almeida. Edição revista e atualizada no Brasil. Brasília: Sociedade Bíblica do Brasil, 1989.

BÜHLER, Walther. O coração - órgão da cordialidade .Tradução de Ursula Sjajewski. *Revista Arte Médica,* ampliada, v. 32, n.2, Abril/Maio/Junho de 2012.

BÜHLER, Walther. Mitopoética do adoecer e da cura. *Arte Médica Ampliada,* Órgão Oficial da ABMA, ano XXX, n. 3, 2010.

BÜHLER, Walther; ANDERS, Ursula. Higiene Social, O medo da morte e como vencê-lo. Envelhecer criativamente. *Folhetos para os Cuidados com a Saúde no âmbito da Vida Pessoal e Social,* p. 27, São Paulo: Associação Beneficente Tobias, 1987.

BYRNE, Rhonda. *A Magia.* Rio de Janeiro: Sextante, 2014.

COLLOT, Liane d'Herbois. *Luz, Escuridão e Cor na Pintura Terapêutica.* Tradução de Isabel Cecilia Cortesi. Botucatu : [s.n.], 2010-2012.

DONG, Alex. *The Red Book.* 2. ed. USA: Minuteman Press, 2006.

GRINES, Sergio Ariel. Pode a Bíblia ser lida como um tratado de salutogênese. *Revista da ABMA,* v. 33, n. 1, jan./fev./mar. 2013.

HUSEMANN, Friedrich; WOLFF, Otto. *A Imagem do Homem como Base da Arte Médica,* Patologia e Terapêutica, Volumes II e III. São Paulo: Associação Beneficente Tobias e Associação Brasileira de Medicina Antroposófica, 1992.

KIRCHNER-BOCKHOLT, Margarete. *Elementos Fundamentais da Euritmia Curativa.* São Paulo: Antroposófica, Abre (Associação Brasileira dos Euritmistas), 2009.

KOLISKO, Eugen. *Não é o coração que propulsiona o sangue, mas o sangue o coração* – Um estudo fisiológico. Tradução de Sonia Setzer. *Revista Arte Médica Ampliada,* da ABMA, n.1, p. 15-20, outono de 2010.

KONIG, Karl. *A Alma Humana*. Tradução de Ana Cristina Corvelo e Sonia Loureiro. São Paulo: Editora João de Barro, 2006.

LUZ, Madel T.; AFONSO, Vivianne Weil (org.). *A Medicina Antroposófica como racionalidade médica e prática integral de cuidado à saúde*: estudo teórico-analítico e empírico. Juiz de Fora: Editora UFIF, 2014.

MARQUES, Antonio José. *Prática Médica Antroposófica*. Medicina baseada em Conhecimento. São Paulo: Ad Verbum Editorial, Editora Antroposófica, 2013.

MEYER, Frank. O Coração não é uma Bomba. Tradução de Bernardo Kaliks. *Revista Arte Médica Ampliada*, da ABMA, p. 5-6,Ano XXVIII, n. 3 e 4, primavera/ verão de 2008.

MILANESE, Flávio E. O Trimembramento do Ser Humano. *Revista da Associação de Medicina Antroposófica*, São Paulo, ano XXVII, n. 3 e 4, Primavera/Verão/2007.

MORAES, Wesley Aragão. *Medicina Antroposófica*: um paradigma para o século XXI. São Paulo: ABMA, Associação Brasileira de Medicina Antroposófica, 2005.

MORAES, Wesley Aragão. Medicina e espiritualidade. *Arte Médica, Revista da Associação Brasileira de Medicina Antroposófica*, ano XXVII, n. 3 e 4, primavera/ verão de 2007.

PROKOFIEFF, Sergei O. *O Significado Oculto do PERDÃO*.3. ed. Tradução de Ana Cristina Corvelo, colaboração Ralf Rickli. São Paulo: Antroposófica, 2017.

STEINER, Rudolf. *Medicine*. An Introductory Reader. Dornach: Sophia Books, 2003.

STEINER, Rudolf. *Nervosismo e Auto-Educação*. Conferência proferida em Munique, 1912. 3.ed.São Paulo, SP: Antroposófica,1996.

STEINER, Rudolf. *Rudolf Steiner*: Iniciação e seus resultados –Os Centros Astrais. Texto e tradução do Leonardo Maia. Biblioteca Virtual da Antroposofia, 2018.

STEINER, Rudolf; WEGMAN, Ita. *Elementos fundamentais para uma ampliação da Arte de Curar, segundo os conhecimentos da Ciência Espiritual*.2. ed. São Paulo: Antroposófica, SBMA, 2001.

TSE, Linda. Doenças *Prevalentes em Pacientes de Uma Unidade Básica de Saúde de Porto Alegre, de 40 a 69 anos de idade*: uma Visão Médico-Antroposófica, a partir da Biografia Humana, 2013, 2014.

WAYNE, Peter M.; FUERST, Mark L. *Guia de Tai Chi*, da Faculdade de Medicina de Harvard, 12 Semanas para ter um Corpo Saudável, Coração Forte, e Mente Alerta. São Paulo: Editora Pensamento, 2013.

WENNERSCHOU, Lasse. *O que é EURITMIA CURATIVA?* Um caminho consciente para as forças vitais, Três cartas. Tradução de Cecília Teixeira. São Paulo: Antroposófica, 1997.

# POST SCRIPTUM

Estou encerrando este trabalho. Sei que ficou um pouco longo, especialmente pela parte sobre o coração. O texto de Husemann e Wolff, do volume III, por exemplo, estava longo e difícil. Tentei simplificar, colocando esquemas, mas, como escrevi, havia coisas bem importantes lá.

Tem dados de quatro revistas da ABMA, três delas com dados absolutamente fundamentais em relação a essa questão de coração bomba ou não bomba. Foi esclarecedor para mim, Eu precisava informar os leitores sobre isso. Também queria ter os dados próximos a mim, e junto, para lê-los novamente. E há ensinamentos e dúvidas que não resolvi ainda.

O texto do volume II, de Husemann e Wolff, era sobre o ritmo. Achei esta questão básica para nossa saúde e porque nós lidamos com a música. E tem dicas sobre a relação com a espiritualidade.

Acrescentei dados sobre o coração em capítulos já presentes. Dados do Dr. Antonio Marques sobre patologias cardíacas em termos da polaridade, e Hipertensão Arterial Sistêmica na visão antroposófica. Inseri o artigo do Dr. Mario Rigatto sobre "Os seis corações", e seus comentários cheios de humor sobre a questão coração-pulmão, além do seu vídeo com Jô Soares. Escrevi o "Histórico do Entendimento do Sistema Cardiovascular", uma vez que há um dado fundamental percebido por Rudolf Steiner há mais de cem anos, já apontado pelas pesquisas da Mayo Clinic, em Arizona, no ano de 2007, mas ainda não reconhecido ou aceito pela medicina acadêmica. Ampliei um pouco os dados do artigo "O tornado no nosso coração", sobre os resultados destas pesquisas. Expandi a exposição do Dr. Eugen Kolisko do seu artigo "Não é o coração que propulsiona o sangue, mas o sangue o coração".

Ainda acrescentei, em "Dicas para Saúde", a conexão da prática do Tai Chi ao aumento da criatividade e à melhora no desempenho de práticas artísticas, nessa apresentação focando a música.

Na última etapa, reescrevi, em "Dicas para Saúde e Memória: Centros Energéticos e Nossa Saúde", o que são Chakras e qual a sua função, Coração Crístico e a Câmara Secreta do Coração, Gratidão, Prana, Irritabilidade. Tive que fazê-lo, mas houve uma vantagem: usei a minha própria linguagem, assim ficaram poucas aspas e alguns textos se reduziram. Senti uma curtição em escrever assim. Portanto, muita gratidão.

Absorveu-me muito, mas foi um prazer. Espero que alguns, pelos menos, possam aproveitar.

Em fevereiro de 2020, o trabalho foi batizado com o nome de *Fundamentos em Antroposofia e Dicas para Saúde e Memória*.

# ANEXO

# A CONSTITUIÇÃO DO SER HUMANO EM SETE CORPOS

Quase finalizando o trabalho, em fins de janeiro de 2019, embora houvesse coisas ainda para completar e corrigir, resolvi colocar o anexo por alguns dados que encontrei num livro, importantes para o meu esclarecimento e minha compreensão, e talvez para a de outros também, e que têm a ver com um dos assuntos abordados aqui: Os Quatro Corpos. O livro é o *Kabbalah*, de Felippe Cocuzza. O autor dá o nome ao seu capítulo de "A Constituição do Ser Humano".

A Antroposofia divide os quatro corpos assim, como já vimos: Corpo Físico, Corpo Etérico, Corpo Astral e o Eu.

Outros grupos – aqui vou me basear nos ensinamentos dos Mestres Ascensos da Grande Fraternidade Branca – dividem a constituição do ser humano assim:

Corpo Físico, Corpo Emocional, Corpo Mental (Inferior), Corpo Etérico.

Um dos problemas da divisão da Antroposofia é: onde está a parte mental? Poderia se dizer que está dentro do Corpo Astral. Só que o Corpo Astral, em princípio, é visto como Corpo Emocional. Este é o fator que pesa mais com este nome. Rudolf Steiner divide a alma, que tem a ver com o Corpo Astral, em: Pensar, Sentir e Querer ou Agir.

Uma vez, há muito tempo atrás, perguntei ao Dr. Paulo Volkmann, médico que atua na área da Antroposofia, como conciliar esses dois esquemas. Ele disse: "pois é, temos que ver". Um guardião de chama, do meu grupo de espiritualidade, me respondeu assim: "tens que escolher. Ou os Mestres, ou a Antroposofia!". E ainda disse errado o nome, para variar. Andei refletindo sobre os dois esquemas. Dá para se fazer links. E perceber diferenças

O Corpo Etérico de ambos os esquemas tem a ver com a memória.

O Corpo Etérico dos Mestres Ascensos é mais amplo, está em posição mais alta dentre os quatro.

O Corpo Etérico da Antroposofia está abaixo do Corpo Astral, subordinado a este e ao Eu, mas acima do Corpo Físico.

Ambos têm a ver com a cura, com a regeneração.

O Eu da antroposofia se divide em o Eu cotidiano e o Eu cósmico. A posição mais alta termina aí. Um dos problemas é que dificilmente atingimos o Eu cósmico.

Os Mestres Ascensos classificam esses quatro corpos como Os Quatro Corpos Inferiores.

O Corpo Mental Superior, pelos Mestres, é o Cristo, nosso Cristo Pessoal.

Felippe Coccuzza expõe o seguinte no seu capítulo, p. 85:

"A Kabbalah, bem como a teosofia, a yoga e as grandes filosofias esotéricas milenares, informa que o ser humano real, a centelha divina, comunica-se por meio de sete corpos". Vou apresentar a lista da Teosofia, não da Kabbalah, que tem nomes estranhos.

A Antroposofia deriva da Teosofia. Os ensinamentos dos Mestres Ascensos que conhecemos também. Ambas as áreas têm uma origem comum.

| Esquema da Teosofia | Troco para ordem inversa |
| --- | --- |
| 1. Corpo físico | 7. Átmico |
| 2. Corpo etéreo | 6. Búddhico |
| 3. Corpo astral | 5. Mental superior |
| 4. Mental inferior | 4. Mental inferior |
| 5. Mental superior | 3. Corpo astral |
| 6. Búddhico | 2. Corpo etéreo |
| 7. Átmico | 1. Corpo físico |

Conforme Cocuzza: Coluna D: poderíamos colocar assim:

Os corpos físico e etérico formam o par físico. Corpo

O astral e o mental inferior formam o par psíquico. Alma

Os quatro formam o quaternário inferior, a personalidade. Nós

O autor também se refere assim à junção dos corpos, o que coloquei na coluna D:

"Também há quem classifique o par físico por corpo, o par psíquico por alma e os corpos superiores por espírito". Então:

Corpo Físico e Corpo Etérico: o par físico. CORPO.

Corpo Astral e Corpo Mental Inferior: o par psíquico. ALMA.

Corpo Mental Superior, Búddhico e Átmico: corpos superiores. ESPÍRITO.

Felippe Cocuzza também fala que "para o cristianismo oficial, do corpo etéreo em diante tudo é alma". "Para o espiritismo, o etéreo e a alma são o perispírito." "Enquanto a tríade superior é o espírito" (Cocuzza, p. 86). Isso me esclarece uma coisa: nunca entendi antes a que se referia o perispírito. Ele usa o termo etéreo. Dos Mestres, o termo etérico.

"Os três corpos superiores, ou tríade superior, formam a parte imortal do ser humano, a individualidade, ou corpo causal. É esta parte que reencarna" (Cocuzza, p. 86).

Dos Mestres Ascensos, dos nossos Corpos Superiores: o Corpo Mental Superior, que é o nosso Cristo Pessoal; acima, a Presença do Eu Sou (Deus individualizado em nós) e o nosso Corpo Causal, com esferas concêntricas de energia, coloridas, que circundam a mônada – Eu Sou O Que Sou, onde está registrado todo o bem que fizemos no decorrer de todas as nossas vidas. É o nosso banco, a que podemos recorrer em caso de necessidade. Em atividades de pintura, quando falei sobre isso, acabou surgindo a expressão "nosso credicarma" (a Simoni).

Do Cocuzza: "O eu reencarnante ou corpo causal (tríade superior), quando evoluído, é caracterizado pelo idealismo, altruísmo, genialidade, intuição, faculdades artísticas, espírito de justiça etc. São pessoas com senso de fraternidade, não se considerando separadas dos demais e agindo como irmãos de todos os outros seres" (p. 86). A Antroposofia fala disso, do Eu bem desenvolvido. *Estou satisfeita. Resolvi uma questão!*

O Corpo Mental Inferior está inserido dentro da Alma. A Alma é mais do que o Corpo Astral.

**Figura 57 – Barcos**. Quadro pintado com o Prof. Lucius, docente da Escola Waldorf, onde atendia aos alunos adolescentes. Faz-se um esboço antes a lápis, separado, depois se pinta. Canson A3. Aqui a ver com prana.

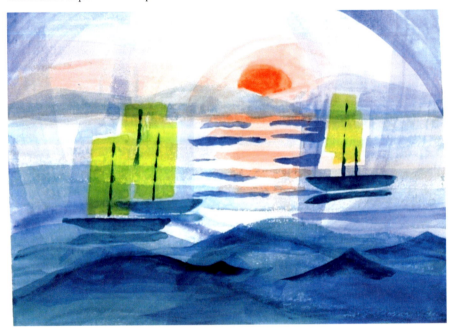

Fonte: Linda Tse, durante curso de Terapia Artística

# DADOS CURRICULARES

Graduação em Medicina pela Universidade Federal do Rio Grande do Sul (UFRGS), em 1973.

Residência em Medicina Interna e Pneumologia no Hospital de Clínicas de Porto Alegre (HCPA), pela UFRGS, término em 1976.

Bacharelado em Música, Habilitação Piano, pela UFRGS, 1982. Bacharelado em Música, Habillitação Regência, pela UFRGS, 1987. Pós-Graduação em Pneumologia pela UFRGS, iniciativa e coordenação do Dr. Mário Rigatto, conclusão em 1988.

Pós-Graduação em Saúde Comunitária pela Universidade Luterana do Brasil (Ulbra), com a apresentação da monografia "Perfil da População Adulta assistida em Dois Postos de Saúde em Campo Bom", conclusão em 1996.

Curso de Medicina Antroposófica pela Associação Brasileira de Medicina Antroposófica, Regional Sul, conclusão em 2003. Monografia "Doenças Prevalentes em Pacientes de uma Unidade Básica de Saúde de Porto Alegre, de 40 a 69 Anos de Idade, Uma Visão Médico-Antroposófica, a partir da Biografia Humana", escrita em 2013/2014 e apresentada no XII Congresso de Medicina Antroposófica, em Juiz de Fora, 2015.

Curso de Terapia Artística pela Associação Sagres, Florianópolis, com a apresentação da Biografia "Desvendando os Segredos de August Macke". Curso modular, por cinco anos, término em 2009.

Cursos de especialização em Luz, Cor e Escuridão, com visão ampliada da Metodologia Collot d'Herbois, pela Sagres, com a terapeuta artística suíça Ber- nadette Gollmer; cursos modulares por quatro anos, término em 2013 e 2017.

Esteve em 2014 no Paracelssus-Spital Richterswil, hospital de orientação antroposófica, na Suíça, em visita à terapeuta Bernadette Gollmer. No retorno, escreveu o artigo "Impressões sobre um Hospital na Suíça", publicado no jornal "Bem Estar", de Porto Alegre, número 139, em março de 2015.

Curso de formação em Canto e Cantoterapia, pela Escola do Desvendar da Voz, Associação Sagres, Florianópolis, turma três, início em setembro de 2017. A partir de setembro de 2018, o curso passou a fazer parte do Curso de Pós-Graduação da Faculdade Rudolf Steiner, coordenado por Marcelo Petráglia, de São Paulo.

Primeiro lugar nos Concursos Médicos Públicos nas cidades de Campo Bom e Taquara, Rio Grande do Sul (RS).

Especialista em Clínica Médica pela Sociedade Brasileira de Clínica Médica, filiada à Associação Médica Brasileira, desde 11 de maio de 1996. Registrada com a qualificação na especialidade de Medicina Interna ou Clínica Médica pelo CFM e CRM em 11 de 2010.

Atuou como médica concursada (ou não) em Sapiranga e Campo Bom, cidades da Grande Porto Alegre, por vários anos.

Atuou como médica concursada da Prefeitura Municipal de Porto Alegre (PMPA), por dez anos.

Fez sua monografia do Curso de Medicina Antroposófica baseada em pesquisa sobre pacientes da Unidade de Saúde Passo das Pedras, da PMPA, onde atendia.

Foi médica concursada da Secretaria Estadual de Saúde (SES) – RS, com lotação no Hospital Colônia Itapuã, por 22 anos, onde atendia pacientes ambulatoriais (até um período), pacientes hansenianos e pacientes psiquiátricos.

Por um trabalho realizado com cantores da Associação dos Servidores do Tribunal de Contas do Rio Grande do Sul e cadetes selecionados da Brigada Militar, para a apresentação das músicas para o concurso de hinos da Brigada, recebeu o Diploma de Amigo e Colaborador da Brigada Militar do Estado do Rio Grande do Sul, no ano do seu Sesquicentenário, em 10 de novembro de 1987.

Teve atividades regulares de canto por um período com um grupo de pacientes da Unidade Básica Passo das Pedras, PMPA, onde atendia como médica.

Teve atividades de pintura social com um grupo de pacientes da mesma unidade, por quatro anos. Apresentou o resultado de parte desse trabalho no Congresso de Medicina Antroposófica, em 16 de novembro de 2007, como tema livre: "A prática de pintura com um grupo de pacientes de uma Unidade do Sistema Único de Saúde". Apresentou, também, esse trabalho, sob outro enfoque, no VII Congresso Sul Americano de Criatividade, na XII Jornada Gaúcha de Arteterapia e no IX Encontro de Terapias Expressivas, que ocorreram em 30 e 31 de maio de 2008, em Porto Alegre, RS.

No Hospital Colônia Itapuã, fez atividades individuais de pintura com diversos pacientes hansenianos. Apresentou o resultado de um dos casos no XII Congresso de Medicina Antroposófica, em 2015, em Juiz de Fora. "Abordagem de Paciente de mais de 80 anos com Visões, sem História de Doença Psiquiátrica. Relato de um Caso". Vinte e uma sessões usando a metodologia Collot d'Herbois. Houve resolução do problema e melhora clínica evidente.

Cantou no Coral da UFRGS, passando pela regência de Pablo Komlós, Nestor Wenholz, Renato Koch, Arlindo Teixeira. Substituiu o último na sua ausência e no seu afastamento. Iniciou e foi regente do Coral da Associação dos Servidores do Tribunal de Contas do Rio Grande do Sul por cinco anos. Foi regente e pianista do Grupo Vocal Ars Viva de Porto Alegre por vários anos. Cantou no Coral da Igreja Metodista Wesley, sob regência do maestro Vilson Gavaldão, professor universitário de regência e médico, por dez anos, até o final de 2017. No segundo semestre de 2018, foi convidada para cantar no balneário com o regente, no coral feminino, em ambiente luterano. Fez cursos de interpretação pianística com Roberto Szidon e Miguel Proença, e de Música de Câmara com Homero Magalhães. Foi, ao cravo e ao piano, solista da Orquestra de Câmara de Ivoti, RS, sob regência do maestro Hans Naumann. Estudou regência com Arlindo Teixeira, Hans Priem-Bergrath (Spalla dos Violas da Filarmônica de Belém e assistente do maestro Herbert von Karayan), Davi Machado, Kees Rothevel (da Holanda) e outros. Em dezembro de 2018, inicia o curso de Piano Popular, na Escola de Música Cordas e Cordas, em Porto Alegre.

Praticou Desenho com modelo vivo no Instituto de Artes da UFRGS, em Curso de Extensão, no ano de 1966.

Praticou Desenho com modelo vivo sob orientação do artista plástico Plínio Bernhardt, no Museu de Artes do Rio Grande do Sul (Margs).

Fez um semestre de Desenho no Instituto de Artes da UFRGS, em curso 2.

Frequentou assídua e intensivamente cursos de atualização em Medicina e congressos médicos, após um período de quase seis anos em que esteve afastada da Medicina. Os cursos continuaram de forma regular, mas em ritmo mais brando.

Médica aposentada da PMPA e, desde fevereiro de 2018, da SES-RS.

Participou do curso "Clown – Encontrando a si mesmo", com a docente Bianca Bertalot, de 08 a 10 de dezembro de 2017, pela Associação Sagres, em Florianópolis.

Participou do Módulo IV – 16 a 28 de julho de 2018, índigo, violeta e todas as cores, da Pintura Terapêutica, Metodologia Collot d'Herbois, ministrada pela psicóloga e terapeuta antroposófica Simoni Rodrigues Alves, em Moeda, Minas Gerais (MG).

Participou do curso "Morte e Vida através dos Processos Vitais e da Pintura", com as docentes Beate Hodapp, Artista Plástica e Terapeuta Artística da Alemanha, e Waldyvia de Paula Machado, Médica Antroposófica, Aconselhadora Biográfica, Massagista Rítmica e docente em formações antroposóficas, onde se trabalhou as forças criativas para autodesenvolvimento, por meio de processos artísticos e de dissolução e com aprofundamento do conhecimento das forças do baço, de 02 a 06 de outubro de 2018, pela Associação Sagres, em Florianópolis.

Conclusão do Curso Avançado de Inglês pelo Instituto Cultural Brasileiro-Norte-Americano, em 1966, em Porto Alegre. Fez um semestre de inglês na Escola de Línguas Acele, Uper one, no primeiro semestre de 2017, em Porto Alegre. Nota final: 9,2.

Conclusão do Curso Básico de Alemão, com um semestre de conversação, no Instituto Cultural-Alemão, em 2005, em Porto Alegre. Conceito "A" em todos os semestres.

Praticante de tai chi chuan. Em dezembro de 2018, participou do seminário de tai chi chuan com o Mestre Internacional Alex Dong, em Belo Horizonte.

Membro da Summit Lighthouse do Brasil (SLH), comunidade espiritual que transmite e divulga ensinamentos dos Mestres Ascencionados da Grande Fraternidade Branca, constituindo-se na Fraternidade dos Guardiões da Chama. Participou da gravação das músicas cantadas da SLH, em português; foi a responsável por reunir o grupo para cantar.

*Linda Tse, dezembro de 2018.*